Geofrey Omarch

Propagação in vitro de tripanossomas africanos

Geofrey Omarch

Propagação in vitro de tripanossomas africanos

Sistema de propagação de Trypanosoma vivax

ScienciaScripts

Imprint

Cover image: www.ingimage.com

This book is a translation from the original published under ISBN 978-620-2-30819-9.

Publisher:
Sciencia Scripts
is a trademark of
Dodo Books Indian Ocean Ltd. and OmniScriptum S.R.L publishing group

120 High Road, East Finchley, London, N2 9ED, United Kingdom
Str. Armeneasca 28/1, office 1, Chisinau MD-2012, Republic of Moldova, Europe
Printed at: see last page
ISBN: 978-620-8-26103-0

Dedicação

Esta tese é dedicada, em primeiro lugar, a DEUS Todo-Poderoso por me ter dado boa saúde e capacidade para realizar o curso até este fim. Depois, à minha mulher Joyce Geofrey e ao nosso filho primogénito Enock, que nasceu a 29 de abril de 2010, durante o meu trabalho de investigação. Por último, mas não menos importante, aos meus pais, Mzee Peter N. Omarch e Mama Anna Ngoya, pelo encorajamento e pelas orações para a minha boa estadia na Bélgica.

Agradecimentos

A minha primeira gratidão vai para o Departamento de Saúde Animal (ITMA) por ter aceite inscrever-me neste programa.

De uma forma muito especial, quero agradecer à Direção-Geral da Cooperação para o Desenvolvimento (DGDC), a quem estou grato, por me ter oferecido a bolsa de estudo, sem a qual não teria podido realizar este curso.

Os meus agradecimentos ao meu empregador (Secretário Permanente do Ministério do Desenvolvimento Pecuário e das Pescas, Tanzânia), que aceitou e autorizou a minha vinda e a realização deste programa.

Expresso também os meus sinceros agradecimentos ao meu promotor, o Dr. Vincent Delespaux, que, antes de mais, esteve sempre pronto a ouvir-me e a discutir comigo. Deu-me boas orientações, ideias e conselhos para que este estudo fosse um êxito.

Gostaria de aproveitar esta oportunidade para expressar os meus sinceros agradecimentos a todos os membros do pessoal do ITMA pelo bom tratamento e encorajamento durante este curso, com uma menção especial ao Sr. Victor Bjorn, que foi incansável em fornecer-me orientação no laboratório e materiais de origem para a minha investigação.

Gostaria também de agradecer ao Serviço de Estudantes pelos serviços memoráveis que nos prestaram para melhorar a nossa vida aqui na Bélgica.

O meu último reconhecimento vai para os meus colegas estudantes com quem partilhámos vários momentos de encorajamento e de descontração.

Índice

Lista das abreviaturas e acrónimos

BAC	Bathocuproine disulfonic acid
BAE	Bovine aortic endothelial cells
BSF	Bloodstream forms
ºC	Celsius grade
CO_2	Carbon dioxide
COS-7	a fibroblastic cell line originating from kidney of monkey
CYS	Cysteine
DMEM	Dulbecco's Modified Eagle Medium
DMSO	Dimethyl sulfoxide
FBS	Foetal bovine serum
FGS	Fresh goat serum
g	centrifugal force
g	gramme
g / mol	gramme per mole
g / ml	grammes per millilitre
g / L	grammes per litre
G	gauge
GEL	a fibroblast-like cell line isolated from embryonic lung tissue of the galla goat
GS	Goat Serum
H_2O	Water
HCL	Hydrochloric acid
HEPES	(4-(2-hydroxy-ethyl)-1-piperazine-ethane-sulphonic acid
HYP	Hypoxanthine
HMI	Hirumi media code
L	Litre
ILRAD	International Livestock Research for Animal Diseases
IMDM	Iscove's Modified Dulbecco's MEM
ITM	Institute of Tropical Medicine
MC	Methylcellulose
MEF	a fibroblast-like cell line isolated from whole embryos of *Microtus montanus*
2ME	2-mercaptoethanol
mg	milligramme
mg /ml	milligramme per millilitre
mg / kg	milligramme per kilogramme
ml	millilitre
µl.	microlitre
mM	millimole
MEM	Minimum Essential Medium Eagle
Nacl	Sodium chloride
NaOH	Sodium hydroxide
Na PYR	Sodium Pyruvate
OF 1	Oncins France 1
PAAT	Programme Against African Trypanosomiasis
PATTEC	Pan African Tsetse and Trypanosomiasis Eradication Campaign
%	percentage
PBS	Phosphate buffered saline
pH	acidity
PSG	Phosphate, saline and glucose
rpm	revolutions per minute
SP	Serum plus™
TcBSF	Coustou media code
THY:	Thymidine
VSG	Variable surface glycoprotein
V /v	volume per volume
YGS	Young goat serum

Palavras chave

Cultivo in vitro, *Trypanosoma vivax*, tripanossomas, meio, estirpes, fixação, camada de células de alimentação

Resumo

As formas de corrente sanguínea de duas estirpes de *Trypanosoma vivax* adaptadas a roedores (ILRAD 700 e Y 486 stock) foram cultivadas em meios de cultura HMI-162, HMI-163 e TcBSF-3. Os tripanossomas foram isolados por sangria da cauda de ratinhos infectados e centrifugação do sangue a 150 g durante 15 minutos para recolher os tripanossomas no sobrenadante. Cada estirpe foi iniciada em cada meio e cultivada numa série de camadas de células de alimentação. As culturas foram incubadas a 34° C e 5% de CO_2 e examinadas num microscópio de contraste de fase invertido. Os tripanossomas iniciaram-se e multiplicaram-se, atingindo densidades de 10^8 tripanossomas / ml, tal como foi determinado pelo método de Herbert e Lumsden, em 24 horas, na ausência e na presença de camadas de células de alimentação. Foram efectuadas subculturas a cada 24 horas após o exame e as culturas foram substituídas por meio fresco todos os dias. Observou-se que a fixação é importante para a multiplicação dos tripanossomas e que as células do baço de ratinho, as células COS-7 e as placas riscadas proporcionam um bom suporte para a fixação. Neste estudo, observou-se que as culturas sobreviviam apenas durante três dias, o que deu resultados que não eram comparáveis aos de estudos anteriores. As duas estirpes não mostraram grandes diferenças no estabelecimento das culturas; no entanto, observou-se que a ILRAD 700 mantinha as culturas com mais tripanossomas activos em 72 horas. Outros estudos centrados nas quantidades de suplementos de meios necessários para suportar esta espécie de tripanossoma podem constituir uma forma importante de estabelecer e definir o sistema de cultura no laboratório ITM.

Contribuição de terceiros

Gostaria de agradecer ao Sr. Victor Bjorn que preparou as células COS-7 que foram utilizadas como camadas de células de alimentação neste estudo

Capítulo 1

Introdução

A tripanossomíase é uma doença parasitária mundial causada por espécies de protozoários do género Trypanosoma, que afecta os seres humanos, bem como os animais domésticos (Osorio *et al.*, 2008). Em África, a tripanossomíase é transmitida pelas moscas tsé-tsé. As moscas tsé-tsé infestam uma enorme área da África Subsariana, estimada em mais de 9 milhões de quilómetros quadrados, o que corresponde a cerca de um terço da área total do continente. A tripanossomíase animal africana é causada ciclicamente pelas três principais espécies de tripanossomas patogénicos, nomeadamente *Trypanosoma vivax, T. congolense* e *T. brucei*, que são responsáveis pela mortalidade e morbilidade do gado (Rodrigues *et al.*, 2008). Outros tripanossomas patogénicos importantes incluem o *T. evansi*, causador da Surra, que é transmitido mecanicamente por insectos hematófagos, principalmente moscas tabanus, e *o T. equiperdum*, causador da Dourina, um parasita dos equídeos cuja transmissão não envolve vectores invertebrados, mas é direta de um equídeo infetado para outro durante o coito (Brun et al., 1998). Hoarse (1970) coloca a hipótese de que tal se deve à perda total do seu vetor. Na América do Sul, a tripanossomíase é transmitida por vectores, mas não por tsé-tsé. *T. vivax, T. evansi, T. equiperdum* e *T. cruzi* são de importância médica e veterinária (Osorio *et al.*, 2008). O curso de uma infeção tripanossómica varia consideravelmente e depende tanto da espécie de tripanossoma como do hospedeiro envolvido. A tripanossomíase é geralmente caracterizada pela presença intermitente de parasitas no sangue e por febre intermitente. A anemia desenvolve-se normalmente nos animais infectados, seguida de perda de condição corporal, redução da produtividade e, frequentemente, mortalidade elevada.

O T. vivax está disseminado em África, na América Central e do Sul, nas Mauritinas e nas Índias Ocidentais (Hoarse, 1970) e é predominantemente um parasita de ruminantes que infecta bovinos, búfalos, cabras, ovelhas e bovídeos selvagens (Cortez *et al.*, 2006). Os ungulados selvagens, especialmente búfalos e antílopes, e o gado tripanotolerante são portadores sem sintomas, apesar de apresentarem elevadas taxas de infeção por *T. vivax* e outros tripanossomas patogénicos (Moloo et al., 1993). Em África, a transmissão é cíclica através das moscas tsé-tsé e mecânica através das moscas tabanídeas, o que permite a sua propagação em áreas livres de tsé-tsé e em áreas infestadas por tsé-tsé. Nas zonas livres de moscas tsé-tsé (Camarões, República Centro-Africana, Zâmbia), é transmitida mecanicamente por outros insectos que picam, que estão atualmente a ser identificados (Touratier, 1993). É o único tripanossoma transmitido pela mosca tsé-tsé que se estabeleceu fora de África, onde a transmissão mecânica por várias moscas que picam, principalmente tabanídeos, é o único modo de transmissão (Gardiner & Mahmoud, 1992; Jones & Davila, 2001). Os bovinos, ovinos e caprinos africanos infectados apresentam uma virulência e patogenicidade variáveis, que vão desde infecções crónicas completamente assintomáticas até à doença debilitante com alterações hematológicas graves e morte. Na África Ocidental, é o tripanossoma patogénico mais importante que causa a tripanossomíase bovina (Isoun & Isoun, 1974a; Isoun & Isoun, 1974b; Losos & Ikede, 1972; Trager, 1975). Embora seja comummente alegado que os isolados da África Ocidental são mais virulentos do que os isolados da África Oriental, estes últimos causam uma síndrome hemorrágica disseminada no Quénia (Gardiner & Mahmoud, 1992; Gathuo *et al.*, 1987). As manifestações clínicas das infecções ao longo da distribuição geográfica dependem em grande medida da imunidade do hospedeiro, surgindo a doença quando não existe estabilidade enzoótica (Batista *et al.*, 2007; Gardiner & Mahmoud, 1992). Em áreas onde a transmissão é estritamente mecânica, como na América Latina, a tripanossomíase bovina ocorre sob a forma de surtos epizoóticos múltiplos periódicos num contexto enzoótico subclínico. Como a transmissão mecânica é imprevisível, as situações epidemiológicas são instáveis (Osorio *et al.*, 2008).

Em África, o impacto da tripanossomíase é facilmente sentido. Mattioli et al. (2004) referem que, nos países infestados de tsé-tsé, cerca de 85% dos pobres estão localizados em zonas rurais, dos quais 80% dependem da agricultura para a sua subsistência, enquanto a tripanossomíase ataca severamente. 50 milhões de cabeças de gado estão em risco e cerca de 3 milhões de bovinos morrem anualmente da doença. Kabayo (2002) afirma ainda que, segundo as estimativas, as perdas causadas pela tripanossomíase em termos de leite, carne, força dos bois de tração, despesas com medicamentos tripanocidas e outras tentativas de intervenção local contra a tripanossomíase custam mais de 4,5 mil milhões de dólares por ano. Na América Latina, o impacto da tripanossomíase bovina ainda não foi satisfatoriamente estimado, embora se pense que ocupa o terceiro lugar entre as doenças parasitárias em termos de importância económica, depois das doenças transmitidas por carraças e da fasciolose (Osorio *et al.*, 2008). No entanto, o trabalho realizado por Seidl et al. (1999) para avaliar o impacto financeiro do surto no Pantanal brasileiro e nas planícies bolivianas estimou que o custo do surto de 1995 foi a soma dos valores de mortalidade, aborto, perdas de produtividade e custos de tratamento, ou cerca de 4% do valor total das vacas reprodutoras nas fazendas afectadas e, se o surto não tivesse sido tratado, as perdas estimadas teriam excedido 17% do valor total das vacas reprodutoras.

Assim sendo, a tripanossomíase continua a ser um obstáculo ao desenvolvimento da agricultura e da pecuária e dificulta os esforços de redução da pobreza em África e noutros locais onde existe. O controlo da doença tem sido efectuado através do ataque ao vetor e da quimioterapia, mas, até à data, estes métodos não forneceram soluções adequadas. A eliminação das moscas tsé-tsé em África é encarada como a solução definitiva para combater a doença. No entanto, os movimentos contra o vetor realizados pelo PAAT e pela PATTEC em cooperação são ambições a longo prazo que visam eliminar o último vetor da mosca tsé-tsé presente em África. Mas agora a ameaça é representada pela *T. vivax* que, segundo consta, é transmitida por outros insectos em zonas onde a mosca tsé-tsé já foi eliminada (Touratier, 1993). Isto significa que a erradicação da mosca tsé-tsé não acabará por impedir a transmissão da tripanossomíase animal e deve ser reconhecida como a principal ameaça futura para o efetivo pecuário se a erradicação da mosca tsé-tsé impedir a doença causada por *T. congolense* e *T. brucei*. Por conseguinte, a compreensão da biologia e dos mecanismos subjacentes à sua patologia e sobrevivência nos animais deve ser seriamente estudada e compreendida. Uma vez que não é possível combater todos os vectores, outros meios de controlo que envolvam quimioterapêuticos e imunização podem oferecer uma melhor possibilidade de controlo neste momento e no futuro. De um modo geral, para compreender melhor a tripanossomíase animal e desenvolver medidas de controlo eficazes contra a doença, tais como possibilidades de vacinação e novas terapêuticas, é importante estabelecer uma metodologia laboratorial que permita a propagação do agente causador in vitro para estudos pormenorizados (Hirumi et al., 1980). Para efeitos de novos ensaios terapêuticos e produção de grandes quantidades de antigénios para imunização, é necessário dispor de um sistema in vitro para cultivar material infecioso (Trager, 1975). O sistema também proporciona um ambiente adequado para testar a resistência aos medicamentos, estudar o metabolismo e as necessidades nutricionais do parasita e efetuar investigações imunológicas. (Brun & Jenni, 1985). Permite também a utilização de técnicas poderosas, como as transfecções RNAi (Coustou *et al.*, 2010).

Os trabalhos para desenvolver sistemas in vitro para cultivar tripanossomas salivares foram tentados e relatados por muitos investigadores desde o início do século XX. Os trabalhos enfrentaram dificuldades porque as diferentes espécies de tripanossomas não podiam crescer num tipo de sistema in vitro. As espécies de tripanossomas apresentavam requisitos diferentes para se estabelecerem. Por conseguinte, os trabalhos envolveram ensaios para cultivar cada espécie de forma diferente para estabelecer os seus requisitos. Até à data, já existem sistemas estabelecidos e publicados para cada tripanossoma salivar, no entanto, estes sistemas não são, por vezes, facilmente ou de todo, reproduzíveis quando experimentados noutros laboratórios. Diferentes autores relataram o fracasso e a difícil reprodutibilidade de sistemas in vitro já estabelecidos (Brun *et al.*, 1981; Coustou *et al.*, 2010; Idowu *et al.*, 2009). No entanto, é evidente que os diferentes sistemas estabelecidos foram bem sucedidos devido aos conhecimentos adquiridos com o trabalho de sistemas previamente estabelecidos. Os sistemas previamente estabelecidos ajudaram a fornecer técnicas básicas para o avanço no desenvolvimento das culturas e no cultivo de uma espécie de tripanossoma, mas não são sistemas padrão de ouro. Em muitos trabalhos de cultivo, os cientistas têm estado a normalizar os sistemas existentes para obter culturas adequadas para os seus trabalhos (Coustou *et al.*, 2010).

A investigação levada a cabo no âmbito desta tese envolveu a utilização de técnicas básicas estabelecidas para a normalização dos sistemas existentes com os meios HMI-162 e HMI-163 (Hirumi *et al.*, 1991) e TcFBS-3 (Coustou *et al.*, 2010) com o objetivo de criar um sistema de cultura funcional e adequado no laboratório para estudos posteriores de testes de resistência a medicamentos e tentativas de novas terapêuticas. Esta investigação visou a obtenção de um sistema de cultura contínuo e sublinhou dois objectivos importantes. O primeiro foi a avaliação da capacidade de suporte de materiais de cultura baratos e facilmente disponíveis, não descritos na literatura publicada, com o objetivo de estabelecer um sistema de cultura menos dispendioso. Uma vez que os materiais comerciais são dispendiosos e a análise custo-benefício parece não ser económica para uma investigação a longo prazo que utilize um sistema de cultura, nesta investigação, foi avaliada a capacidade da metilcelulose (McCulloch *et al.*, 2004), das células COS-7 e do baço de rato como camada de células de alimentação para iniciar e manter as culturas. A segunda, que se esperava que se seguisse quando o sistema pudesse ser reproduzido, era a cultura direta de tripanossomas criopreservados sem passagem em ratos; isto permitiria a disponibilidade imediata de parasitas para experiências em vez de esperar que o parasita crescesse in vivo, o que demora até três semanas. Para o efeito, os tripanossomas colhidos de uma cultura estabelecida seriam criopreservados e subcultivados.

Objetivo geral

Obter um sistema de cultura contínua para a iniciação e manutenção de formas de *T. vivax* na corrente sanguínea.

Objectivos específicos

Determinar a necessidade de ingredientes e definir o sistema de cultura

Para iniciar o crescimento e manter os tripanossomas num meio de cultura específico

Para comparar a capacidade de suporte da metilcelulose, das células COS-7 e das células do baço de ratinho como camadas de alimentação/ligação.

Capítulo 2

Revisão da literatura

2.1 Introdução

A tripanossomíase é uma doença mundial causada pelo parasita protozoário hemoflagelado da família Trypanosomatidae do género Trypanosoma. O parasita é geralmente transmitido pelos insectos vectores. Em África, os tripanossomas são exclusivamente transmitidos pelas moscas tsé-tsé. Só recentemente, *o Trypanosoma vivax* demonstrou também ser transmitido mecanicamente por outros insectos em zonas livres de moscas tsé-tsé (Touratier, 1993). Fora de África, os tripanossomas são transmitidos por outros insectos, principalmente pela mosca tabanus. Os tripanossomas são normalmente agrupados em duas categorias distintas, nomeadamente stercoraria e salivaria. Os tripanossomas stercoraria desenvolvem-se no intestino do inseto e são geralmente transmitidos através das fezes por contaminação. Os tripanossomas Stercoraria caracterizam-se por apresentarem um flagelo livre, um cinetoplasto grande que não é terminal e uma extremidade posterior do corpo pontiaguda. Têm uma multiplicação descontínua num hospedeiro mamífero, onde aparecem como amastigotas ou epimastigotas, sendo exemplos o *T. theileri* e *o T. cruzi* (Hoarse, 1970).

Os tripanossomas salivares desenvolvem-se e diferenciam-se no hospedeiro animal, bem como em diferentes partes internas do inseto: no intestino, na probóscide e nas glândulas salivares, dependendo do local e da fase de desenvolvimento do tripanossoma. Ao contrário dos stercoraria, os tripanossomas salivares podem ter ou não flagelos livres, cinetoplasto terminal ou subterminal e extremidade posterior do corpo geralmente romba. Multiplicam-se de forma contínua no hospedeiro mamífero como tripomastigotas (Hoarse, 1970). Este desenvolvimento é um ciclo em que cada hospedeiro serve de fonte de infeção para o outro. Existem três subgéneros importantes classificados de acordo com as suas caraterísticas de desenvolvimento e filogenética (Adams *et al.*, 2010; Stevens & Brisse, 2004).

Para Duttonella, todo o desenvolvimento é restrito à probóscide (Hoarse, 1970). As principais formas caraterísticas são grandes cinetoplastos terminais que excedem os de outras salivárias, situados numa extremidade posterior arredondada, uma membrana ondulada de desenvolvimento médio e um flagelo livre, um exemplo deste subgénero é o *T. vivax*. Trata-se de um tripanossoma de grandes dimensões (18-31 μm de comprimento), muito ativo e com movimentos rápidos em esfregaços de sangue em meio húmido. Este parasita apresenta pleomorfismo (Gathuo *et al.*, 1987; Hoarse, 1970) e também é observado em tecidos extravasculares (Losos & Ikede, 1972). Os bovinos, ovinos e caprinos são os principais afectados. Embora este parasita seja considerado menos patogénico para o gado do que o *T. congolense*, é, no entanto, a causa mais importante de tripanossomíase animal no gado da África Ocidental. Este tripanossoma persiste facilmente em zonas sem moscas tsé-tsé (por exemplo, na América Central e do Sul, nas Caraíbas, na Etiópia e no Sudão) e em zonas sem moscas tsé-tsé (por exemplo, Camarões, República Centro-Africana, Zâmbia) (Touratier, 1993), onde é transmitido mecanicamente por moscas que picam ou por agulhas, seringas e instrumentos cirúrgicos contaminados (Osorio *et al.*, 2008).

O subgénero Nannomonas é constituído por pequenos tripanossomas com cinetoplastos marginais de tamanho médio, sem flagelos livres e com uma membrana ondulada pouco desenvolvida, sendo o exemplo deste subgénero o *T. congolense*. Este parasita é um habitante estritamente intravascular, preferindo localizar-se nos pequenos vasos sanguíneos (Losos & Ikede, 1972). Na África Oriental, é considerada a causa mais importante de tripanossomíase animal. Na África Ocidental, é também uma das principais causas da doença nos bovinos. As ovelhas, cabras, cavalos e porcos também podem ser gravemente afectados. Nos cães domésticos, há relatos de infecções agudas e crónicas (Gow *et al*., 2007; Losos & Ikede, 1972).

O terceiro subgénero é o Trypanozoon; estes são polimórficos, apresentando-se como organismos curtos e atarracados sem flagelos, organismos longos e delgados com flagelos distintos e formas intermédias que são geralmente flageladas com uma membrana ondulada conspícua. O parasita também se localiza nos tecidos. Geralmente, causa uma infeção ligeira ou crónica em bovinos, ovinos, caprinos e, por vezes, suínos. No entanto, observou-se que *o T. brucei* também pode causar doenças graves e uma mortalidade elevada em bovinos, ovinos e caprinos (Brun & Jenni, 1985; Losos & Ikede, 1972)

Durante séculos, os tripanossomas foram importantes devido à sua capacidade de causar doenças graves nos animais e nos seres humanos. A doença impede o desenvolvimento da agricultura e da pecuária em África e noutros locais onde existe. A luta contra a tripanossomíase foi a solução mais importante na tentativa de desenvolver a agricultura e a pecuária africanas. Assim, a necessidade de dispor de meios para controlar a doença era essencial para salvar os animais em África. Para tal, era importante estudar a biologia do tripanossoma e os mecanismos que utiliza para causar a doença num animal. Neste caso, era importante que o tripanossoma fosse cultivado e estudado fora dos seus hospedeiros, de modo a que se pudessem estabelecer aspectos importantes relativos à sua sobrevivência. Brun e Jenni (1985) referem ainda que "O cultivo invitro dos parasitas oferece possibilidades para vários estudos em condições controladas que têm amplas aplicações no terreno. Com as culturas, é possível realizar uma série de estudos: estudar o metabolismo e estabelecer as necessidades nutricionais do parasita, analisar os compostos para encontrar novos medicamentos terapêuticos, testar a resistência aos medicamentos sem a interferência do hospedeiro, produzir antigénios para o diagnóstico serológico, produzir em massa estádios específicos do parasita para investigações bioquímicas e imunológicas, estudar os processos de diferenciação (as etapas de transformação são fases cruciais no ciclo de vida do parasita. O bloqueio dessas etapas impediria o desenvolvimento do parasita. Este pode ser outro método de controlo para além da quimioterapia), a produção de estádios de insectos para fins de investigação em países onde a manipulação do inseto vetor não é geralmente permitida (por exemplo, espécies de Glossina nos EUA), a substituição da utilização de animais de laboratório ou, pelo menos, a redução do seu número (com a aplicação de novas leis de proteção dos animais nos países europeus, os cientistas serão obrigados a utilizar métodos de cultura). E as culturas podem acabar por cultivar parasitas para os quais não existe nenhum animal de laboratório suscetível"

2.2 Antecedentes e tentativas de desenvolvimento de sistemas de cultura para *Trypanosoma vivax*

Esta espécie distingue-se de outros tripanossomas salivares pela ausência de um verdadeiro estádio procíclico. O ciclo de vida é iniciado pela fixação de formas procíclicas do hospedeiro mamífero à probóscide e às regiões cibarial/esofágica da tsé-tsé, seguida de transformação num estádio epimastigota em proliferação. Os epimastigotas transformam-se rapidamente em tripomastigotas infecciosos (Trager, 1978). As formas epimastigotas não possuem uma glicoproteína de superfície variável (VSG), que forma um revestimento em toda a superfície celular de todos os tripanossomas infecciosos de mamíferos. O ciclo de vida na mosca tsé-tsé é completado pela transformação de formas epimastigotas em formas metacíclicas infecciosas para mamíferos que possuem um revestimento de superfície (Gumm, 1991). Os investigadores observaram que esta espécie não se estabelece facilmente em pequenos animais de laboratório e que apenas alguns isolados podem crescer com dificuldade (Brun & Moloo, 1982; Gathuo *et al.*, 1987; Hoarse, 1970; Isoun & Isoun, 1974a; Stevens & Brisse, 2004). Este facto dificulta, de facto, o estudo adequado de outros isolados. Desowitz & Wells (1951), na sua experiência sobre a infecciosidade de *T. vivax* em ratos brancos, observaram que esta não dependia apenas da dose de tripanossomas inoculada, mas que, em certa medida, dependia da qualidade invasiva dos tripanossomas, que, por sua vez, variava de acordo com a fase da infeção no dador. Mais tarde, Desowitz (1954) observou que a suplementação de soro derivado de hospedeiros susceptíveis à infeção por *T. vivax* era também essencial para facilitar a infeção dos ratos brancos, especialmente durante a sub-passagem de rato para rato, tendo sido observadas parasitémias mais pesadas e um período de incubação mais curto quando a suplementação de soro foi efectuada seis horas após a passagem. A partir da experiência, Desowitz formulou a hipótese de que os tripanossomas são capazes de utilizar o plasma como proteção contra os anticorpos.

Tentativas de cultivar tripanossomas salivares têm sido feitas por muitos cientistas desde o primeiro trabalho de Novy e MacNeal (1903). Uma vez que os tripanossomas passam por ciclos alternados de desenvolvimento e diferenciação num hospedeiro vertebrado e invertebrado, Trager (1978) explica que era mais fácil obter culturas correspondentes ao ciclo inicial de desenvolvimento que ocorre no intestino da mosca tsé-tsé. As formas midmastigotas, que são estádios encontrados no intestino da mosca tsé-tsé, foram facilmente cultivadas em qualquer um de uma variedade de meios contendo sangue, mas os estádios do ciclo de vida que ocorrem no hospedeiro vertebrado e partes do ciclo de vida no vetor não puderam ser reproduzidos. *O T. vivax*, que não tem formas de intestino médio, não cresceu em meios de cultura que suportam outras salivares (Trager, 1975). No entanto, as culturas não eram infecciosas para os mamíferos e diferiam antigenicamente (Hirumi, 1979). Trager (1978) também, depois de ter trabalhado durante anos no cultivo de parasitas, observou que "nas tentativas de obter tripanossomas infecciosos eram possíveis duas abordagens. Primeiro, podia-se tentar obter o ciclo completo do inseto em cultura, com a formação de tripomastigotas metacíclicos correspondentes às formas infecciosas presentes nas glândulas salivares ou na probóscide da mosca tsé-tsé. Em segundo lugar, poder-se-ia tentar propagar as próprias formas da corrente sanguínea, formas que são transmissíveis de um hospedeiro vertebrado para outro por inoculação sanguínea". O sistema de cultura descrito por Trager exigia temperaturas que variavam entre 30° C e 32° C e era complexo; o seu sucesso exigia a presença de tecidos vivos do hospedeiro e não era adequado para estudos metabólicos (Brun & Moloo, 1982; Isoun & Isoun, 1974b)

Algumas destas primeiras tentativas de cultura de tripanossomas foram realizadas em África. Foi relatado que o crescimento e a manutenção de tripanossomas em cultura, bem como a dependência da estirpe específica utilizada, dependiam da presença de componentes sanguíneos e de um controlo rigoroso do pH. A gama óptima de pH observada foi de 7,4 a 7,5, que é superior à utilizada na maioria dos sistemas de cultura de tecidos de mamíferos. Os equipamentos automáticos utilizados no controlo do pH não estavam disponíveis na maioria dos laboratórios em África (Isoun & Isoun, 1974a). Neste caso, foi experimentado um tampão zwitteriónico, HEPES (ácido 4-(2-hidroxietil)-1-piperazina-etano-sulfónico), que se verificou ter a melhor capacidade de tamponamento do que os bicarbonatos e fosfatos anteriormente utilizados para manter o pH necessário no meio. A 25° C, o MEM (Minimum Essential Medium) 199 tamponado com HEPES suportou a multiplicação até 48 horas, tornando possível a realização de estudos metabólicos, bioquímicos, imunológicos e farmacológicos a curto prazo (Isoun & Isoun, 1974a; Isoun & Isoun, 1974b). Desde então, o HEPES é utilizado para manter o pH em muitos meios de cultura (Baker & Taylor, 1978).

Brun & Moloo (1982) descreveram outro sistema de cultura que utilizaram, que consistia em camadas de células de alimentação de mamíferos em meio essencial mínimo (MEM) com sais de Earle suplementados com 20% de soro de cabra inactivado. Conseguiram cultivar formas da corrente sanguínea de um stock da África Ocidental em co-cultura com duas linhas de células semelhantes a fibroblastos de mamíferos: MEF, isolada de *Microtus montanus* e GEL, isolada de embrião de cabra galla africana. Com MEF, foram cultivadas durante mais de 3 meses e com GEL durante mais de 2 meses. Só se observaram formas tripomastigotas nas culturas e registaram-se flutuações distintas nas densidades de tripanossomas. Os tripanossomas cultivados podiam ser subcultivados, eram infecciosos para hospedeiros mamíferos, mantinham as suas caraterísticas morfológicas e a sua virulência. A maior densidade de tripanossomas encontrada nos poços foi de aproximadamente 10^6 organismos por ml. Este foi um avanço significativo que poderia encorajar a tentativa de cultivar outros stocks e era necessário desenvolver um sistema que permitisse a cultura a longo prazo dos estádios que se desenvolvem na mosca tsé-tsé (Brun & Moloo, 1982).

O uso de camadas de células de alimentação também foi tentado por Stiles et al.(1990) que relatam ter cultivado o parasita na presença de camada de células de mosquito e gel de quitosana. Observou-se que a transformação de tripomastigotas da corrente sanguínea em epimastigotas ocorreu seis dias após o início e a cultura sobreviveu até 20 dias. O gel de quitosano é um derivado da quitina que se crê proporcionar fixação na cultura in vitro de *T. b. brucei* e *T.b.rhodesience* (Wallbanks et al., 1989). Kaminsky et al.(1988) referiram ter utilizado células *de Anopheles gambiae* para o cultivo de *T. brucei.*

Desde então, a necessidade de cultivar tripanossomas na ausência de células hospedeiras foi um objetivo importante proposto pelos cientistas, de modo a ser possível estudar extensivamente o parasita sem a interferência de células estranhas. Foi então demonstrado que as camadas de células de alimentação podiam ser substituídas pela adição de L-cisteína (Duszenko *et al.*, 1985) e/ou 2-mercaptoetanol (Baltz et al., 1985; Bannai, 1992) no meio de cultura. Duszenko referiu que tinham de ser adicionadas pequenas quantidades de cisteína duas vezes por dia, consoante a densidade de tripanossomas da cultura. Yabu et al. (1989) modificaram-no mais tarde, porque este procedimento era trabalhoso para a manutenção de rotina da cultura. No entanto, este estudo foi uma prova importante de que, no futuro, seria possível a cultura axénica direta de tripanossomas de moscas tsé-tsé e de hospedeiros mamíferos.

Nos seus esforços contínuos para encontrar um sistema de cultura conveniente, Zweygarth et al. (1991) tentaram com êxito a cultura axénica, começando por iniciar quatro stocks em culturas na presença de camadas de células endoteliais da aorta bovina e transferindo posteriormente os stocks cultivados para a cultura axénica. Foi anteriormente referido que as formas da corrente sanguínea são sensíveis à cisteína. Hesse et al.(1995) também demonstraram que a troca regular de meio total numa base diária aumenta a produção de tripanossomas e a sua manutenção durante um período mais longo. Sugerem que existe um metabolito que se acumula no meio durante o crescimento e que, se não for removido, tem um efeito negativo no crescimento do tripanossoma. O efeito estimulante da cisteína para os tripanossomas foi bom nas concentrações de 1,5 e 3,0 e as concentrações superiores a 24 mg/l foram letais. A adição de piruvato ou catalase foi útil para eliminar os efeitos tóxicos da cisteína, que se devem a uma rápida autoxidação na presença de iões de cobre que catalisam a reação, produzindo assim peróxido de hidrogénio tóxico (Duszenko *et al.*, 1985). Também a incorporação de um agente quelante de cobre específico, o sulfato de batocuproína, no meio inibiu a autoxidação da cisteína (Ishii & Bannai, 1985). Yabu et al. (1989) referiram que a adição de BCS ao meio de cultura de *T. b. gambiense* impedia o efeito tripanolítico da cisteína. Devido à autoxidação da cisteína, a cultura axénica utilizada por Zweygarth e seus colegas foi a descrita por Yabu et al. (1989), que era uma modificação de um meio suplementado com cisteína. Em contraste com o que Duszenko et al. (1985) descreveram, observou-se que a necessidade de cisteína do *T. vivax* cultivado axenicamente poderia estar a exceder a quantidade que os dissulfuretos mistos fornecem. Durante a experiência, observaram ainda que um fator bastante instável continuava a ser o soro com que o meio era suplementado. Diferentes lotes obtidos da mesma espécie animal mostraram diferentes eficiências de suporte de crescimento. Gray et al.(1987) também detectaram diferenças nos lotes comerciais de soro de sangue fetal. Este facto demonstra claramente que a escolha do lote de soro adequado é um ponto crucial para o resultado da cultura. Indicou também que a utilização de preparações de soro definidas, como a definida por Hirumi & Hirumi(1989) para a cultura de um clone de *T. b. brucei*, poderia ajudar a ultrapassar o problema.

A cultura axénica parecia possível e os esforços para explorar a sua viabilidade continuaram. Gumm (1991) tentou utilizar duas técnicas diferentes para obter um sistema de cultura para a cultura axénica de formas de insectos de *T. vivax*. Numa configuração da sua experiência, utiliza células da camada de alimentação e, noutra configuração, não utiliza camadas de células de alimentação nem substratos artificiais. Na ausência de células de camada de alimentação, cultivou com êxito formas de insectos axénicas (epimastigotas e metacíclicas) em ambas as populações da África Oriental e numa população da África Ocidental (WA). O sucesso seguiu-se à iniciação e ao cultivo em meio de Iscove a 27° C suplementado com a concentração indicada no quadro 1 abaixo.

Quadro I: Meios de cultura axénica de formas de insectos de *Trypanosoma vivax*

Components	concentration	Medium A	Medium B	Medium C	Medium D
Iscove's medium	1	+	+	+	-
Supplement I					
Foetal bovine serum	20%(v/v)	+	+	+	+
L-glutamine	2.0mM	+	+	+	+
Hypoxanthine	0.1mM	+	+	+	+
Supplements II					
L-proline	60mM	+	-	-	-
L-proline	6.0mM	-	+	-	-
Adenosine	0.075mM	+	+	-	-
Pyruvate	1.0mM	+	+	-	-
2mercaptoethanol	0.2mM	+	+	-	-
Non essential amino acids	1.0%(v/v)	-	-	-	+

(Fonte: Gumm, 1991) +, presença ou -, ausência

Do quadro acima, os meios A e B suportaram ambas as populações, mas o meio B foi eficaz para a população e clone WA. O meio C manteve as populações da África Oriental e o meio D manteve a população e o clone da África Ocidental. Esta diferença entre as populações da África Oriental e da África Ocidental é também demonstrada filogeneticamente por outros autores (Adams *et al.*, 2010; Rodrigues *et al.*, 2008). O meio B continha pouca L-prolina; esta diferença foi associada à composição química da saliva da tsé-tsé, que contém vestígios de prolina. A análise adequada da composição química da saliva da tsé-tsé é considerada útil na formulação de um meio definido (Hoarse, 1972). Na mesma experiência, mas com uma configuração diferente, Gumm utilizou camadas de células de alimentação de fibroblastos de timo bovino embrionário ou adulto para iniciar as culturas. Observou que a fixação é uma caraterística particular na cultura de formas de insectos. A transformação de formas de correntes sanguíneas em epimastigotas dependia tanto do meio como dos suplementos e da fixação inicial ao fundo dos frascos de cultura. Os corantes orgânicos imobilizados em esferas de agarose e os riscos no plástico dos frascos podem atuar como substratos para a fixação de formas epimastigotas da mesma forma que ocorre in vivo (Fish et al., 1987). Outros cientistas também propagaram fases do ciclo de vida de insectos in vitro utilizando esférulas, arranhões e células da camada de alimentação de mamíferos (Gray et al., 1987). Notou-se que muitos dos tripanossomas WA obtidos a partir de sangue de ratinhos por centrifugação eram morfologicamente anormais, sendo estes achados semelhantes aos relatados anteriormente por Gardiner (1989).

Em contraste com as culturas axénicas estabelecidas a partir de formas da corrente sanguínea isoladas de ratinhos, os suplementos II, nomeadamente a L-prolina, não foram necessários para o stock de WA. Parece provável que esta condição de adaptação tenha selecionado os tripanossomas que requerem menos prolina ou nenhuma (Gumm, 1991). Gumm observou ainda que as culturas de formas axénicas de insectos do clone WA iniciadas em meio B, quando examinadas, verificou-se que a metaciclogénese era influenciada pelas concentrações de FBS, L-glutamina, hipoxantina, L-prolina e 2-mercaptoetanol, porque quando as concentrações de L-glutamina e 2-mercaptoetanol foram aumentadas para 4 mM e 2 mM, verificou-se um aumento das formas metacíclicas imaturas e maduras. Mas quando foram adicionados outros suplementos, registou-se uma diminuição das formas metacíclicas imaturas e maduras. Isto corresponde ao que foi demonstrado para *T. congolense* e *T. cruzi*, que a metaciclogénese é influenciada por concentrações de glutamina e prolina (Homsey *et al.*, 1989; Ross, 1987). As primeiras experiências efectuadas por Srivastava & Bowman (1971) revelaram que nas formas de cultura de *T.b. rhodesiense* existia L-prolina oxidase, uma enzima importante no metabolismo da mosca tsé-tsé. Os tripomastigotas da corrente sanguínea de *T.b. rhodesiense* não oxidaram a prolina, ao passo que as culturas de formas de insectos se caracterizam por taxas elevadas de utilização da prolina. O alimento digestivo dos insectos que se alimentam de sangue é, em grande parte, proteico. 19% do peso húmido do sangue dos vertebrados é constituído por proteínas e os aminoácidos que delas derivam constituem os principais produtos digestivos. 0,1% são hidratos de carbono, 0,6% são lípidos e outras moléculas orgânicas constituem 0,1% (Bursell, 1970). É neste material de refeição em digestão que os tripanossomas ingeridos pela mosca tsé-tsé se devem desenvolver. Pode ser coincidência o facto de se ter demonstrado que as moscas tsé-tsé dependem da oxidação da prolina para obter a energia necessária para o voo. O ciclo de vida dos tripanossomas é descrito como envolvendo a progressão do metabolismo baseado na glucose em formas de corrente sanguínea para um metabolismo baseado, até certo ponto, na prolina em cultura ou no intestino da mosca tsé-tsé (Srivastava & Bowman, 1971). Observando a elevada atividade da prolina oxidase na cultura e o baixo teor de hidratos de carbono da farinha de sangue em que se desenvolvem os tripanossomas do intestino da mosca tsé-tsé, observou-se que, devido à elevada concentração de aminoácidos na hemolinfa e nos tecidos dos insectos, referida por Krassner & Flory (1972), seria de esperar algum metabolismo de aminoácidos tanto na mosca tsé-tsé como no tripanossoma. Em muitas experiências, as culturas são geralmente iniciadas com sangue infetado com tripanossomas retirado de um hospedeiro infetado. Os tripanossomas mostram ativação e repressão da mitocôndria durante o seu ciclo de vida; existe uma rede de tubos mitocondriais que está associada a um fornecimento deficiente de substrato respiratório (glucose) no intestino do inseto, ao passo que existe uma atividade mitocondrial reduzida e uma maior dependência das formas sanguíneas da respiração glicolítica desperdiçadora num meio enriquecido em glucose (Hoarse, 1970). As formas de mamíferos oxidam a glucose a piruvato, mas após a transferência para cultura ou para a mosca tsé-tsé, observa-se o desenvolvimento do ciclo do ácido tricarboxílico/ciclo de Kreb e do aparelho mitocondrial completo, aumentando assim a eficiência da utilização da glucose em termos de ATP. Os tripanossomas da corrente sanguínea têm uma taxa muito elevada de utilização da glicose, a oxidação liberta piruvato livre para o meio e observa-se que a glicose na cultura diminui, sendo necessário transferir os tripanossomas para um meio fresco para que possam sobreviver (Evans & Brown, 1972). Do mesmo modo, Krassner & Flory (1972) observaram que, em Leishmania donovani (outro hemoflagelado), o consumo de oxigénio era maior na presença de glicose ou de prolina. Observaram também que a hidroxiprolina e a D-prolina não são adequadas para substituir a L-prolina em Leishmania donovani.

Embora fosse então possível cultivar formas de insectos em sistema de cultura axénica, a necessidade de dispor de um sistema que cultivasse formas infecciosas de mamíferos em cultura axénica era extremamente indispensável para o estudo de factores como os que regulam as transformações específicas de estádio, bem como para a investigação da sensibilidade dos parasitas aos medicamentos tripanocidas e o estudo dos mecanismos envolvidos na resistência aos medicamentos.
Hirumi et al.(1991) conseguiram e descreveram um sistema para cultivar *T. vivax* sem camadas de

células de alimentação. Eles relataram 3 sistemas que eram bons para cultivar os tripanossomas. É de notar que modificaram os sistemas já desenvolvidos para a cultura axénica de *T. congolense* com suplementos semelhantes. Referem que os meios HMI 162 e HMI 163 (ver quadro II) são os bons sistemas de apoio ao crescimento. Estes sistemas apresentaram densidades máximas mais elevadas de BSFs (3,5 $X10^6$ /ml) e tempos de duplicação da população mais curtos (13,5 horas) em comparação com o que Zweygarth et al. (1991) demonstraram. Discutem ainda que, durante a experiência, o sulfonato de bathocuproine, a L-cisteína, a hipoxantina, o 2-mercaptoetanol, o Na-piruvato e a timidina foram essenciais e eficazes, tal como se observou no cultivo de formas sanguíneas de *T. congolense* (Hirumi & Hirumi, 1991) e *T. b. brucei* (Hirumi & Hirumi, 1989).Sugeriram que, se os stocks experimentados não se adaptassem aos sistemas descritos (HMI-163 & HMI-162), seria importante estabelecer a concentração óptima dos factores essenciais, em particular o sulfonato de batocuproína, uma vez que o seu efeito para minimizar os efeitos tóxicos do peróxido de hidrogénio produzido pela autoxidação da cisteína varia entre os reagentes obtidos de diferentes fornecedores. E, de um modo geral, observaram que o IMDM é um meio basal mais adequado do que o MEM para a cultura axénica de tripanossomas tripomastigotas salivares.

Quadro II: Meios para formas de cultura (BSFs) de *Trypanosoma vivax*

Medium code number	Feeder cell layers	Forms of parasites	Basal medium	Supplements												
				Serum (%v/v)					Others (mM)							
				FBS	YGS	BP	SP	BAC	CYS	GLU	HYP	2ME	PRO	PYR	THY	NEA (100X)
TMV-1	+	EPI & MCF	MEM	20						2						
TMV-22	+	BSF	MEM		8	12				2	0.2					1%
HMI-93	-	BSF	IMDM		20		5	0.05	1.50		0.5	0.12		1	0.16	
HMI-107	-	EPI & MCF	IMDM	20				0.03	0.30		0.2	0.14	0.6	1		
HMI-162	-	BSF	IMDM		20			0.01	0.15		0.2	0.07		1	0.04	
HMI-163	-	BSF	IMDM		20		3	0.08	0.80		0.2	0.07		1	0.10	

(Source: Hirumi et al., 1991)

+, Presença ou - ausência de células de alimentação, células embrionárias semelhantes a fibroblastos de *Microtus montamıs*

EPI, epnastígotas: MCF, formas metacíclicas; BSF, tripomastigotas da corrente sanguínea.

MEM, Eagle's minimum essential medium (GIBCO, Paisley, Escócia, Reino Unido); IMDM, Iscove's modified Dulbecco's MEM (Flow Laboratories, Irvine, Escócia, Reino Unido).

FBS, soro fetal de bovino (Northumbria Biologicals, lote n.º S102, Cramlington, Reino Unido); YGS, soro de cabra jovem (preparado no ILRAD); BP, plasma bovino (preparado no ILRAD); SP, Serum Plus™ (Hazleton Biologies, Lenexa, KS, EUA).

BAC, ácido bathocuproinedisulfónico (Sigma, St Louis, MO, EUA);CYS, L-cisteína (Sigma); GLU, L-glutamina (GIBCO);HYP, hipoxantina (Calbiochem, La Jolla, CA, EUA); 2ME, 2-mercaptoetanol (BDH Chemicals, Poole, Inglaterra, Reino Unido);PRO, L-prolina (E. Merck, Darmstadt, Alemanha); PYR, piruvato de sódio (Sigma); THY, timidina (Sigma); NEA, aminoácidos não essenciais de Eagle (100X) (1%, v/v) (GIBCO)

HMI-93, originalmente concebido para a cultura axénica de tripomastigotas da corrente sanguínea *de T. congolense* (Hirumi & Hirumi 1991)

2.3 Sistemas de cultivo de outros tripanossomas salivares de importância veterinária e médica

2.3.1 Cultivo de *Trypanosoma brucei* (subespécies: *T. b. brucei, T. b. rhodesiense* e *T. b .gambiense*)

As culturas de tripanossomas, que começaram no início do século XX, só podiam produzir continuamente formas procíclicas até 1976. As formas cultivadas da corrente sanguínea transformaram-se rapidamente em formas do intestino médio dos insectos. Le page (1967) documentou que os tripanossomas separados do sangue infetado se multiplicavam e se mantinham a 37° C no fluido sobrenadante sobre uma monocamada de cultura de tecidos de células L de ratinho; a sua experiência foi a primeira a introduzir uma camada de alimentação de células de mamíferos juntamente com um meio de cultura de tecidos. No seu estudo, observou que o sucesso da cultura variava, em particular, com a origem do organismo em relação à fase do animal dador, o componente sérico do meio e o pH do meio. Observou que valores de pH inferiores a 7,2 e superiores a 7,6 inibiam a multiplicação dos tripanossomas no meio de cultura.

De 1977 a 1988, foram desenvolvidas técnicas básicas para cultivar com êxito todas as fases de desenvolvimento. Hirumi et al. (1977a) foram os primeiros cientistas a cultivar com êxito formas de tripanossomas da corrente sanguínea invitro, estabelecendo assim as bases para o cultivo de outras espécies de tripanossomas. Hirumi e colegas cultivaram *T. brucei* a 37° C na presença de células semelhantes a fibroblastos bovinos em meio RPMI-1640 tamponado com HEPES suplementado com 20% de soro fetal bovino inactivado pelo calor durante mais de 220 dias. Observaram que os tripanossomas se multiplicavam na presença de células semelhantes a fibroblastos e aumentavam em número no dia 5 da cultura. Em condições óptimas, o número de tripanossomas aumentou 16 vezes em 24 horas (tempo de duplicação da população, 6 horas), o que confirmou que a presença de células hospedeiras era essencial para apoiar a propagação de tripomastigotas infecciosos de animais a 37°C. A morfologia dos tripanossomas em cultura era idêntica à das formas longas e delgadas in vivo. Brun & Schonenberger (1979) também referiram que, para adaptar as formas da corrente sanguínea às condições de cultura, era necessária uma parasitemia principalmente com formas intermédias e atarracadas e, sempre que estas não pudessem ser adaptadas, as formas do intestino médio de moscas tsé-tsé infectadas eram uma excelente fonte para o início da cultura. Os estudos de Brun et al.(1981) sobre os mecanismos que sustentam o crescimento mostraram que as camadas de células de alimentação ativamente metabolizadas eram essenciais para o crescimento dos tripanossomas; o meio RPMI 1640, por si só, não permitia a manutenção de formas da corrente sanguínea. As suas extensas tentativas experimentais para cultivar formas pleormórficas nos meios descritos por Hirumi et al.(1977b) falharam, essa experiência mostrou que havia ainda uma grande necessidade de melhorar o sistema de cultura. Isto indica que os sistemas de cultura descritos para o cultivo de tripanossomas apenas fornecem técnicas básicas de cultivo, mas não são, por si só, sistemas de referência. Brun et al. (1981) observaram ainda que, na maioria dos casos, são encontradas duas populações de tripanossomas nas culturas; uma intercelular nas camadas de células de alimentação e outra no fluido sobrenadante. Observaram que os tripanossomas intercelulares nas camadas de células de alimentação são essenciais para a continuidade da cultura e, por conseguinte, representam o principal critério para o estabelecimento da cultura. Observou-se que a interação de curto alcance entre os tripanossomas e as camadas de células de alimentação era obrigatória e que a separação dos tripanossomas das células das camadas de alimentação impedia o crescimento. Observou-se que o HEPES era importante para manter o pH do meio sem cair, de forma semelhante ao que Isoun &

Isoun (1974) observaram.

Brun et al. (1984), em experiências para encontrar linhas celulares que suportassem melhor a cultura in vitro, observaram que o sistema padrão de cultura de subespécies de tripanozoários era o de fibroblastos embrionários inteiros *de Microtus montanus* (MEF) em MEM tamponado com HEPES com 20% de soro de coelho, cabra, cavalo ou humano inactivado pelo calor (o soro humano era apenas para as populações resistentes). No entanto, na sua experiência, observou-se que o soro fetal de bovino não era adequado para a cultura de correntes sanguíneas, o que contrasta com o que Hirumi et al. (1977b) observaram. Para se tornarem uma cultura estabelecida, os tripanossomas têm primeiro de invadir a camada de células de alimentação e depois formar aglomerados intercelulares, os tripanossomas livres observados no meio sobrenadante representam cerca de dois terços da população total de tripanossomas. A origem da linha celular, ou seja, de que espécie animal foi isolada, não desempenhou um papel importante. O tipo de célula, por outro lado, teve um efeito significativo. As células do tipo fibroblastos pareciam ser superiores como camadas de células de alimentação em comparação com as células epiteliais.

Outros estudos efectuados por Kaminsky et al. (1988) conceberam um sistema de cultura para *T.b. rhodesiense*. Cultivaram-nos a 37° C em camadas de células de alimentação de fibroblastos de embriões de *Microtus montanus* ou de ratinhos CD em MEM tamponado com HEPES e sais de Earle, suplementado com 15% de soro de coelho inactivado pelo calor. Outra cultura utilizada continha tecidos de insectos. Observaram que as formas de corrente sanguínea produzidas in vitro de *T.b. brucei* e *T.b. rhodesience* podiam iniciar culturas de estádios da mosca tsé-tsé quando cultivadas com tecidos ou células de insectos e que as formas metacíclicas colhidas podiam transformar-se novamente em formas de corrente sanguínea em camadas de células de alimentação de mamíferos. Em contraste com Hill & Hirumi (1983), que observaram um período prolongado de até 8 dias para o desenvolvimento completo de formas metacíclicas em formas de corrente sanguínea e 5 dias para BSFs em estágios procíclicos, neste estudo a transformação de metacíclicas em BSFs de estoque pleomórfico ocorreu em 1-2 dias e em apenas 6-24 horas quando as culturas de formas BSFs foram estabelecidas a partir de metacíclicas colhidas de moscas tsé-tsé (Brun *et al.*, 1981; Brun *et al.*, 1984). Observaram ainda que o rendimento de até 2,5 $X10^5$ formas metacíclicas / ml foi alcançado em culturas contendo células de anopheles. O meio utilizado para as culturas de células de anopheles + tripanossomas consistia numa mistura de meio de anopheles e de forma procíclica, reduzindo assim o nível de componentes, tais como a prolina, que é uma importante fonte de energia da forma procíclica.

A falta de um sistema adequado impediu a realização de estudos fundamentais, como a regulamentação da diferenciação de estádios, o desenvolvimento de vacinas e de tecnologias quimioterapêuticas. O objetivo principal continuou a ser o desenvolvimento de um sistema de cultura independente do soro de mamíferos, um sistema sem camadas de alimentação, especialmente para a cultura de formas da corrente sanguínea, e uma combinação de ambos os objectivos. Baltz et al. (1985) relataram o cultivo de formas da corrente sanguínea, mantendo-as inicialmente em camadas de alimentação de macrófagos e, subsequentemente, até à fase de adaptação. Hirumi & Hirumi (1989) modificaram mais o sistema de cultura e o HMI-18 (quadro 3) é referido como suportando um crescimento contínuo na ausência de células hospedeiras. O HMI-9 suportou o melhor crescimento de BSFs delgados e, por conseguinte, foi utilizado como meio de iniciação e meio de controlo para melhorias posteriores. Os investigadores cultivaram tripanossomas em baixas concentrações de soro sanguíneo fetal e na ausência de camadas de células de alimentação. Utilizaram comercialmente soro fetal bovino que o fabricante afirmou conter baixos níveis de proteínas FBS (13µg/ml) em SP. No entanto, a cultura de iniciação e a cultura de manutenção tinham diferentes concentrações de ingredientes. O sucesso da iniciação e propagação foi devido ao uso do meio de Iscove modificado (HMI-18). As suplementações e concentrações são mostradas na tabela III.

Quadro III: Meio de cultura modificado para a cultura de formas da corrente sanguínea *de Trypanosoma brucei brucei* a 37 C°

Basic medium*		Serum(%v/v)			other (mM)				
Medium code	IMDM	FBS	SP	BAC	CYS	HYP	MER	PYR	THY
HMI-9	1	10	10	0.05	1.5	1.0	0.2	1(2)	0.16
HMI-18	1		20	0.05	1.5	1.0	0.2	1(2)	0.16

(Fonte: Hirumi e Hirumi, 1989)
*MEM-Meio essencial mínimo de Águia; IMDM-Meio Dulbecco's modificado de Isove
FBS- Soro fetal de bovino; SP- Serum plus™
BAC-Bathocuproine sulfonate; CYS- L-Cysteine; HYP-Hypoxanthine; MER- 2-mercaptoethanol; PYR- Na- pyruvate (Concentração final em ( ), o meio básico original continha 1mM); THY-Thymidine;

As descobertas confirmaram as de outros autores ((Baltz *et al.*, 1985; Duszenko *et al.*, 1985; Tanner *et al.*, 1979) de que a hipoxantina, o Na-piruvato, a L-cisteína e a timidina são importantes para o cultivo de BSFs num sistema sem camada de alimentação. Observaram ainda que, embora o meio contivesse 1mM de Na-piruvato, era necessária uma concentração final de 2mM para suportar o crescimento de BSFs durante o cultivo primário. Os efeitos da cisteína foram eliminados pela adição de sulfonato de bathocuproína, que é um agente quelante.

2.3.2 Cultivo de *Trypanosoma congolense*

O cultivo de formas de insectos é bem sucedido, tal como noutras espécies de tripanossomas descritas anteriormente. Tal como para outras salivárias, o cultivo de formas tripomastigotas infecciosas de mamíferos foi tentado com sucesso. Hirumi & Hirumi (1984) descreveram um sistema para cultivar formas da corrente sanguínea na presença de células endoteliais da aorta bovina a 37°C. Um dos seus desafios mais críticos para garantir o sucesso da cultura foi a preparação de camadas confluentes de células endoteliais de alimentação, isentas de outros tipos de células, tais como fibroblastos (eles próprios prepararam as células endoteliais aórticas no ILRAD).
Tal como descrito para a cultura de outras espécies de tripanossomas, a experiência realizada por Gray et al. (1984) observou que a cultura bem sucedida de tripanossomas infecciosos de mamíferos dependia da adesão inicial dos parasitas à superfície do frasco, onde subsequentemente se diferenciavam primeiro em formas epimastigotas e depois em formas metacíclicas. A diferenciação das formas epimastigotas aderentes demorou várias semanas, mas assim que surgiram colónias epimastigotas, a sua proliferação subsequente foi reforçada. Os tripanossomas ligados ao labrum possuíam camadas superficiais, o que sugere que a diferenciação para tripanossomas metacíclicos ocorre enquanto ainda estão ligados. Os tripanossomas epimastigotas podem ser submetidos a passagens em série na ausência de células de mamíferos ou de insectos, resultando em culturas de longa duração que produzem tripanossomas metacíclicos. Quando as formas da corrente sanguínea foram propagadas na presença de camadas de células alimentadoras endoteliais aórticas a 28° C, Gray et al. (1985) observaram que os tripanossomas cresciam em estreita associação com as células sobre as quais eram mantidos e que as células eram essenciais para o seu crescimento. Sabe-se que *o T. congolense* habita a circulação periférica (Losos & Ikede, 1972) e, assim, a temperatura óptima para a cultura de formas mamíferas deste parasita pode ser intermédia entre as duas temperaturas

utilizadas. Também se observou que a natureza do suplemento de soro é um fator importante no apoio ao crescimento. Observa-se que as caraterísticas de crescimento dos tripanossomas salivares variam consideravelmente de um lote para outro em determinadas condições de cultura. No entanto, é possível desenvolver um sistema in vitro que suporte o crescimento de um certo número de populações de uma espécie e esse sistema pode ser considerado como o sistema básico para cultivar uma fase específica da espécie (Gray et al., 1987).

O avanço do cultivo utilizando camadas de células de alimentação foi um grande passo para os cientistas trabalharem em culturas sem camadas de células de alimentação, o que poderia permitir estudos mais aprofundados sobre marcadores bioquímicos, imunológicos e moleculares específicos da fase das formas da corrente sanguínea na ausência de células hospedeiras. O grande avanço ocorreu quando Hirumi & Hirumi (1989) desenvolveram um sistema de cultura sem camadas de células de alimentação para cultivar formas de *T. brucei* da corrente sanguínea. Este facto incentivou a procura de sistemas semelhantes para outros salivares que ainda não estavam disponíveis.

Hirumi & Hirumi (1991), trabalhando novamente em conjunto, conseguiram desenvolver um sistema básico de cultura axénica para *T. congolense* a 34-36° C na ausência de camadas de células de alimentação no meio HMI-93, tal como descrito (ver quadro 2). Foi necessária a substituição diária do meio para manter a cultura e foi possível efetuar subculturas após cada 4-5 dias. Para as culturas iniciadas a partir de formas metacíclicas, a presença de factores de suporte foi essencial para a transformação das formas metacíclicas em formas da corrente sanguínea, tendo o DMEM sido um meio basal melhor do que o MEM. As observações cruciais observadas relativamente aos factores de apoio foram as seguintes (1) A presença conjunta de sulfonato de batocuproína, L-cisteína e timidina é essencial para apoiar o crescimento das formas da corrente sanguínea, embora a adição de timidina isolada ou de L-cisteína juntamente com sulfonato de batocuproína não apoie o crescimento.(2) A adição de hipoxantina na presença dos três factores supramencionados aumenta o crescimento até certo ponto.(3) A adição adicional de 2-mercaptoetanol e piruvato de sódio (em 1+ 2) proporciona o melhor crescimento.(4) A adição de hipoxantina, 2-mercaptoetanol e/ou piruvato na ausência de qualquer um dos factores essenciais supramencionados não apoia o crescimento. Por conseguinte, observou-se que o 2ME, o HYP e o Na PYR não são essenciais, mas aumentam o crescimento na presença de L-cisteína (juntamente com sulfato de batocuproína) e timidina. O tempo de duplicação em culturas semeadas com formas diretas da corrente sanguínea foi mais longo (15,5 horas) em comparação com as semeadas com formas derivadas metacíclicas (9,1 horas), o que pode dever-se ao facto de as formas derivadas metacíclicas se terem adaptado bem durante os processos de transformação em culturas de iniciação, em comparação com as BSF derivadas do rato, que podem ser menos. As culturas cujo pH desceu de 7,4 no espaço de 24 horas sem alteração do meio, os tripanossomas desprenderam-se, tornaram-se lentos e morreram. Isto mostra que a monitorização do pH é importante e que temperaturas inferiores a 7,4 não são boas para as culturas.

Surpreendentemente, Coustou et al. (2010) referem que, no seu trabalho de desenvolvimento de ferramentas genéticas para *T. congolense*, a cultura contínua descrita só podia suportar o parasita durante um curto período de tempo, pelo que foi necessário padronizar o sistema para o seu trabalho. Na sua cultura, verificaram que o meio basal MEM era mais adequado para a cultura do que o IMDM, ao contrário do que observaram Hirumi et al. (1991). O quadro IV mostra os meios utilizados.

Quadro IV: Meios de cultura de *Trypanosoma congolense*

code		Basal medium (mM)								Supplements (mM)						Serum (% v/v)			
	Base powder	Hep	Gluc	Pyr	Ade	Hypo	Thy	Bac	Gln	Pro	2Me	Cys	Aco	Cit	RBC	FCS	GS	FGS	SP
TcPCF-1	MEM	25				0.1			2	10			3	3		20			
TcPCF-2	MEM	25				0.1			2	10			3	3			20		
TcPCF-3	MEM	25				0.1			2	10						20			
TcEMF-1	MEM								2	10									
TcEMF-2	MEM								2	10						10			
TcBSF-1	MEM	25	55	1	0.04	0.1	0.02	0.02	2		0.2						20		5
TcBSF-2	MEM	25	55	1	0.04	0.1	0.02	0.02	2		0.2				0.5		20		5
TcBSF-3	MEM	25	55	1	0.04	0.1	0.02	0.02	2		0.2				0.5			20	5

(Fonte: Hirumi & Hirumi, 1991)

MEM, Eagle's Minimum Essential Medium powder medium (M0643, Sigma-Aldrich); IMDM, Iscove's Modified Dulbecco's Medium (42200014, Invitrogen). Ambos os meios foram suplementados com 2,2 g de bicarbonato de sódio (Sigma-Aldrich). Os componentes do meio basal foram ressuspensos em 1 L de água Versol (Revol, Villeurbanne) e, após ajuste do pEI para 7,3 com NaOEI 5 N, o meio foi esterilizado por filtro (Millipore 0,22 urn), armazenado a 4° C e utilizado no prazo de 10 dias. Antes da utilização, o meio basal foi suplementado com os componentes indicados (Sigma-Aldrich) e soro. Elep, ácido EIEPES; Glue, D-Glucose; Pyr, piruvato de sódio; Ade, adenosina; Elypo, elypoxantina; Thy, timidina; Bac, batocuproína; Gin, glutamina; Pro, prolina; 2 Me, 2-mercaptoetanol; Cys, cisteína; Aco, cis-aconitato; Cit, citrato. RBC, lisado de glóbulos vermelhos, obtido após centrifugação (1 min 2000 rpm) de 100 ml de sangue de ratinho e ressuspensão do sedimento em 50 ml de água destilada estéril. FCS, soro fetal de vitelo inactivado pelo calor (56uC, 30 min) (Adgenix); GS, soro de cabra (Invitrogen); FGS, soro de cabra fresco; SP, soro Plus (SAFC Biosciences, Reino Unido) doi: 10.13 71/j oumal. pntd. 0000618.t001

Geralmente, a perfeição do sistema de cultura para uma espécie de tripanossoma parece ser um estratagema. Os tripanossomas são sensíveis às condições de cultura e aos materiais de cultura. Os avanços em todos os sistemas de cultura desenvolvidos, tal como discutidos nesta revisão, utilizaram conhecimentos básicos sobre as técnicas utilizadas anteriormente para desenvolver os novos sistemas. Os investigadores têm vindo a alterar alguns requisitos para normalizar as condições de cultura de acordo com os seus objectivos. Isto indica que se deve tentar iniciar o sistema de cultura no laboratório, testá-lo e normalizá-lo para se adequar às condições ambientais antes de avançar com outras experiências que exijam um sistema de cultura. Requisitos como factores de suporte, pH, temperaturas e meio basal são importantes para o crescimento e devem ser observados cuidadosamente.

Capítulo 3

Materiais e métodos

3.1 Tripanossomas

Neste estudo, foram utilizadas duas estirpes de *T. vivax*: a Y 486, isolada de um Zebu nigeriano, e a ILRAD 700, da África Oriental. Estas foram fornecidas como estabilizados pela unidade de criopreservação do ITM em frascos criogénicos contendo 0,4 ml do estabilizado. A partir do depósito de azoto líquido, os frascos contendo estabilizados foram imediatamente descongelados em água quente a 37° C. Quando o estabilizado descongelou completamente, foram imediatamente retirados 0,2 ml utilizando uma seringa de 1 m já com tampa e agulha e inoculados num ratinho por via intraperitoneal. Para cada estirpe, o estabilizado foi utilizado para infetar dois ratinhos.

3.2 Ratos

Tratava-se de ratinhos albinos fêmeas (?) obtidos nos Charles River Laboratories, Oncins France 1 (OF 1). Foram alojados em gaiolas grandes com capacidade para 10 ratinhos ou em gaiolas pequenas com capacidade para 5 ratinhos. Foram-lhes fornecidos água limpa e alimentos à chegada e durante todo o tempo da experiência. Alguns dos ratinhos foram inoculados com estabilizadores para preparar sangue infetado de ambas as estirpes para as formas de corrente sanguínea (BSF), outros foram utilizados para a passagem de tripanossomas de ratinhos altamente infectados e outros foram utilizados para doar baço para a produção de camadas de células de alimentação. Os ratos limpos foram mantidos numa sala diferente da dos ratos infectados.

3.3 Imunossupressão.

Dois ratinhos inoculados com a estirpe ILRAD 700 e dois ratinhos com o stock estabilizado Y 486 foram imunossuprimidos com Endoxan® 24 horas antes da inoculação. Este imunossupressor estava na forma de pó e foi constituído pela dissolução de 100 mg em 5 ml de solução salina fisiológica. O soro fisiológico foi feito dissolvendo-se 0,85g de Nacl em 1litro de água destilada. A solução de Endoxan® foi injectada no rato numa dose recomendada de 200mg /kg de rato, seguida da injeção de 0,5 ml de soro de cabra seis horas mais tarde (Desowitz, 1954). Antes da injeção, cada rato foi pesado com uma balança (Sartorius analytic), a fim de obter o peso correto para calcular a quantidade de Endoxan® a administrar.

3.4 Exame da parasitémia e da passagem

Os ratos infectados foram examinados todos os dias para deteção de parasitemia. Cortou-se uma pequena parte da cauda do ratinho e colocou-se uma pequena gota de sangue numa lâmina de vidro, que depois foi coberta com uma lamela (Thermo scientific lote 7743679) para fazer um esfregaço húmido de película fina. O esfregaço foi então examinado ao microscópio de contraste de fase para verificar a presença de tripanossomas e o nível de parasitémia, utilizando o MÉTODO DE CORRESPONDÊNCIA DE HERBERT & LUMSDEN (Herbert & Lumsden, 1976) (ver figura I e quadro V). A observação do tripanossoma com o flagelo livre e o movimento ativo e rápido através do campo foram caraterísticas utilizadas para confirmar a presença de *T. vivax*. Camundongos com parasitemia de 10^8 tripanossomas /ml foram usados para doar sangue para passagem para outros camundongos e sementes para as culturas. A passagem foi feita tomando 0,1 ml de solução salina tamponada com fosfato (PBS), misturando-a com 1 ml de sangue infetado colhido da cauda e injectando-a depois intraperitonealmente num ratinho ingénuo.

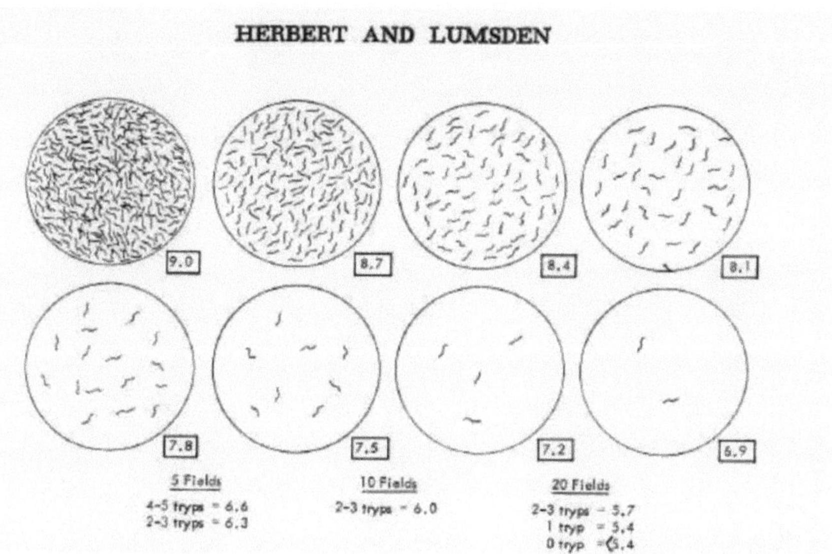

Figura I. Gráficos de correspondência quando está presente mais de um tripanossoma por campo. Os valores nas caixas do gráfico indicam o logaritmo do número de tripanossomas por mililitro de sangue inspeccionado com uma ampliação de X400.

Quadro V: Tabela para estimar as concentrações mais baixas de tripanossomas. Os valores indicam o logaritmo do número de tripanossomas por mililitro de sangue inspeccionado com uma ampliação de X400.

Organisms in				Organisms per field	Equivalent log number of organisms per ml of blood
20 field	10 field	5 field			
				> 256	> 9.0
			M	256	9.0
			A	128	8.7
			T	64	8.4
			C	32	8.1
			H	16	7.8
			I	8	7.5
			N	4	7.2
			G	2	6.9
			C		
		4 - 5	O	1	6.6
		2 - 3	U	0.5	6.3
	2 - 3		N	0.25	6.0
	2 - 3		T	0.125	5.7
1			I	0.0625	5.4
0			N	< 0.0625	< 5.4
			G		

(Fonte: Herbert & Lumsden, 1976)

3.5 Preparação de meios de cultura

Nesta experiência, foram utilizados os meios HMI-162 e HMI-163 (Hirumi *et al.*, 1991) e TcBFS-3 (Coustou *et al.*, 2010) para a cultura de tripanossomas. Os pormenores destes meios de cultura são indicados nos quadros VI - VIII. A preparação foi efectuada calculando primeiro as quantidades dos ingredientes necessários para fabricar cada meio com um volume de 1 litro (ver quadros VI - VIII). Cada meio preparado era composto por três componentes importantes: meio basal DMEM (para HMI) e MEM (para TcBSF-3), soro de cabra (comercial ou fresco) e/ou Serum Plus™ e suplementos (ou seja, sulfato de batocuproína, L-cisteína, hipoxantina, 2-mercaptoetanol, piruvato de sódio e timidina). Quando a metilcelulose foi misturada com o TcBSF-3, foi considerada como o quarto componente (ver quadros IX e X). Os materiais foram reunidos e a mistura foi efectuada num fluxo de lâmina que foi desinfectado com etanol a 70% e sempre ligado 15 minutos antes do trabalho para proporcionar um ambiente estéril. Os componentes foram misturados adicionando os produtos químicos a um copo limpo, utilizando pipetas estéreis (Sterilin®), seguindo-se uma pequena agitação para misturar os componentes. O meio preparado foi então levado para o ajuste do pH utilizando um medidor de pH que foi calibrado primeiro utilizando soluções tampão Titrinorm (VWR,PROLABO® , batch.08L300006) (7,0 +/- 0,02 e 10,0 +/- 0,02). O pH foi ajustado para 7,4 utilizando NaOH 3N ou HCL diluído enquanto se agitavam os meios com um agitador magnético. Após o ajuste do pH, os meios foram filtrados com microfiltros (Sarstedt, ref.83.182.001, lote.00020113) com poros de 0,22 micrómetros. A filtração foi feita num fluxo de lâmina, passando os meios através do filtro diretamente para os frascos estéreis de 400 ml (Nunc™-Dernmark, cat.178905, lot.109905). Os meios esterilizados foram depois armazenados no frigorífico a 2 - 8° C e a 34° C para utilização diária, enquanto o armazenamento dos componentes dos meios foi efectuado de acordo com as instruções do fabricante.

Tabela VI: Preparação do meio IL HMI-162

Item	Stock given	Amount required	Volume added (mls)
DMEM X 1	1000mls		782
Goat serum (GS /FGS)	1000mls X 1	20% v/v	200
Hypoxanthine	100mM	0.2mM	2
Sodium pyruvate	100mM	1mM	10
Thymidine	16mM	0.04mM	2.5
Bathocuproinedisulfonic acid	5mM	0.01mM	2
2-Mercaptoethanol	78.13g /mol, 1.12g / ml	0.07mM	4.8µl
Cysteine	100mM	0.15Mm	1.5
TOTAL			1 Litre medium solution

Quadro VII: Preparação do meio IL HMI-163

Item	Stock given	Amount required	Volume added (mls)
DMEM X 1	1000mls	520mls	745
Goat serum (GS /FGS)	1000mls	20% v/v	200
Serum Plus™	1000mls	3% v /v	30
Hypoxanthine	100mM	0.2mM	2
Sodium pyruvate	100mM	1mM	10
Thymidine	16mM	0.1mM	6.25
Bathocuproinedisulfonic acid	5mM	0.03mM	6
2-Mercaptoethanol	78.13g /mol, 1.12g /ml	0.07mM	4.8µl
Cysteine	100mM	0.08mM	0.8
TOTAL			1L medium solution

Quadro VIII: Preparação do meio IL TcBSF-3

Item	Stock given	Amount required	Volume added (mls)
MEM	Powder 9.6g /L	9.6g / L	9.6g dissolved into 500 mls of distilled H_2O(2X concentrated)
Goat serum (GS /FGS)	1000mls	20% v/v	200
Serum Plus™	1000mls	5% v/v	50
HEPES Acid	1 mol	25mM	25
D-glucose	180.15g /mol	5.5mM	0.99g of D-glucose was added into the mixture to give 5.5mM
Hypoxanthine	100mM	0.1mM	1
Sodium pyruvate	100mM	1mM	10
Adenosine	267.25g /mol	0.04mM	0.01g of Adenosine was added into the mixture to give 0.04mM
Thymidine	16mM	0.02mM	1.25
Bathocuproinedisulfonic acid	5mM	0.02mM	4
Glutamine		2mM	10
2-Mercaptoethanol	78.13g /mol, 1.12g / ml	0.2mM	13.95µl
Distilled water			199mls
TOTAL			1 Litre medium solution

3.6 Recolha de soro de cabra fresco

O soro fresco de cabra foi colhido numa exploração caprina próxima, nos arredores de Antuérpia. O sangue foi colhido de cabras leiteiras por punção jugular em tubos vacutainer de 10 ml heparinizados. A colheita foi efectuada de forma estéril, desinfectando primeiro o local de colheita com etanol a 70% e utilizando agulhas estéreis. O sangue colhido foi levado para o laboratório e centrifugado a 3000 rpm durante 15 minutos para obter soro. O soro de cabra fresco foi colocado em tubos estéreis de 14 ml e 50 ml (Greiner Bio-one, cat. 138271) e utilizado para preparar meios. O restante soro foi congelado.

3.7 Preparação de metilcelulose (MC)

Foram utilizadas concentrações de 1% e 0,5% de metilcelulose (Fluka® analytical, 64632, EUA) para a preparação dos meios. Para preparar 1%, foram medidos 10 g de MC utilizando uma balança (Sartorius® analytic) e depois dissolvidos em 250 ml de água destilada a 60-70° C enquanto se agitava a mistura com um agitador magnético no aquecedor. Uma vez que o MC é espesso, foram necessárias 2-3 horas para o dissolver. A solução resultante tinha uma concentração de 4% de MC. A concentração de 1% de MC no meio foi atingida quando 250 ml da solução foram misturados com 250 ml de MEM, 250 ml de soro e 250 ml de suplementos para fazer 1 litro de meio completo. Para produzir 0,5%, 5 g de MC foram medidos utilizando uma balança e depois dissolvidos em 250 ml de água destilada a 60-70° C enquanto se agitava a mistura com um agitador magnético no aquecedor. A solução resultante tinha uma concentração de 2% de MC. A concentração de 0,5% de MC foi alcançada após a mistura de 250 ml de MEM, 250 ml de soro e 250 ml de suplementos, o que perfaz 1 litro do meio.

Tabela IX: Preparação do meio IL TcBSF-3 contendo 0,5% de metilcelulose.

Item	Stock given	Amount required	Volume added (mls)
MEM	Powder 9.6g /L	9.6g / L	9.6g dissolved into 250 mls of distilled H_2O(4X concentrated)
Goat serum (GS /FGS)	1000mls	20% v/v	200
Serum Plus™	1000mls	5% v/v	50
HEPES Acid	1 mol	25mM	25
D-glucose	180.15g /mol	5.5mM	0.99g of D-glucose was added into the mixture to give 5.5mM
Hypoxanthine	100mM	0.1mM	1
Sodium pyruvate	100mM	1mM	10
Adenosine	267.25g /mol	0.04mM	0.01g of Adenosine was added into the mixture to give 0.04mM
Thymidine	16mM	0.02mM	1.25
Bathocuproinedisulfonic acid	5mM	0.02mM	4
Glutamine		2mM	10
2-Mercaptoethanol	78.13g /mol, 1.12g / ml	0.2mM	13.95µl
Distilled water			199mls
Methylcellulose (MC) (2%)	100 % MC powder	0.5% MC	250 (5g of MC dissolved in 250mls of distilled water)
TOTAL			1 Litre medium solution

Quadro X: Preparação do meio IL TcBSF-3 com 1% de metilcelulose

Item	Stock given	Amount required	Volume added (mls)
MEM	Powder 9.6g /L	9.6g / L	9.6g dissolved into 250 mls of distilled H_2O(4X concentrated)
Goat serum (GS)	1000mls	20% v/v	200
Serum Plus™	1000mls	5% v/v	50
HEPES Acid	1 mol	25mM	25
D-glucose	180.15g /mol	5.5mM	0.99g of D-glucose was added into the mixture to give 5.5mM
Hypoxanthine	100mM	0.1mM	1
Sodium pyruvate	100mM	1mM	10
Adenosine	267.25g /mol	0.04mM	0.01g of Adenosine was added into the mixture to give 0.04mM
Thymidine	16mM	0.02mM	1.25
Bathocuproinedisulfonic acid	5mM	0.02mM	4
Glutamine		2mM	10
2-Mercaptoethanol	78.13g /mol, 1.12g / ml	0.2mM	13.95µl
Distilled water			199mls
Methylcellulose (MC) (4%)	100 % MC powder	1% MC	250 (10g of MC dissolved in 250mls of distilled water)
TOTAL			1 Litre medium solution

3.8 Preparação da camada da célula de alimentação

As células do baço do rato e as células COS-7 foram utilizadas como camadas de células de alimentação, substituindo as células semelhantes a fibroblastos embrionários *de Microtus montanus* (Hirumi *et al.*, 1991) e as células endoteliais da aorta bovina (BAE) (Coustou *et al.*, 2010).

3.8.1 Preparação da camada de células de alimentação do baço do ratinho

Pegou-se num rato limpo e anestesiou-se injectando 0,5 ml de pentobarbital (Nembutal®) por via intraperitoneal. O pelo do rato foi então desinfectado por pulverização de etanol a 70% sobre o corpo. Depois disso, foi levado para um fluxo de lâminas, onde foram efectuados procedimentos de dissecção com instrumentos cirúrgicos para retirar o baço. O baço foi então colocado numa placa de Petri (Falcon, (35)3003, EUA) com 1 ml de TcBSF-3 ou HMI, lavado e depois transferido para uma segunda placa de Petri com 5 ml de TcBSF-3 ou HMI para preparar as células de alimentação. Foram utilizadas duas seringas (5 ml) com agulhas; uma para segurar o baço e a outra para extrair o meio, infundir no baço e transferir as células para a placa de Petri. A lavagem foi efectuada até que grande parte das células fosse removida do baço. O baço foi eliminado e o meio misturado com as células constituiu então as células de alimentação, que foram colocadas em tubos estéreis de 14 ml e armazenadas a 2-8° C.

3.8.2 Células COS -7

Trata-se de linhas celulares fibroblásticas originárias do rim de macaco (*Cercopithecus aethiops*) (Gluzman, 1981). A cultura de células foi iniciada retirando células iniciais criopreservadas dos tanques de azoto líquido e descongeladas o mais rapidamente possível a 37° C. O conteúdo foi então transferido para outro tubo e adicionado 45 ml de DMEM. O conteúdo foi centrifugado a 210 g durante 10 minutos. O sobrenadante foi decantado e o conteúdo ressuspendido em 10 ml de meio COS-7. O meio COS-7 (10%) era constituído por 500 ml de DMEM, 0,5 ml de gentamicina (50 mg/ml) e 50 ml de soro fetal de vitelo. Em seguida, as células foram transferidas para o frasco de cultura, adicionadas a mais 10 ml de meio COS 7 e incubadas a 38° C. Após um dia, o frasco de cultura foi retirado da incubadora e o meio foi removido por pipetagem. As células foram então lavadas com PBS (37° C) e o PBS foi retirado. Espalharam-se 2 ml de tripsina-EDTA (0,25%, invitrogen 25200-056) sobre a superfície do frasco e colocou-se o frasco com a abertura para cima para remover a tripsina (desta forma, restava tripsina suficiente para soltar as células). Em seguida, as células foram incubadas a 37° C e 5% de CO_2 com a tampa do frasco aberta durante 10 minutos. As células foram novamente ressuspendidas em 20 ml de meio COS 7 e 2 ml foram retirados e transferidos para um novo frasco. A 2 ml, foram adicionados mais 18 ml de meio COS 7.

3.9 Preparação do lisado de hemácias

Foram retirados 100 microlitros de sangue da cauda de um rato limpo e centrifugados a 200 g durante 1 minuto. O sobrenadante foi decantado e o pellet suspenso em 50 microlitros de água destilada. O lisado foi adicionado ao meio TcBSF-3 (Coustou *et al.*, 2010)

3.10 Isolamento de tripanossomas de sangue infetado

Foi colhido sangue de rato infetado com uma parasitemia de 10^8 tripanossomas / ml, examinada ao microscópio de contraste de fase (Leitz-Wetzlar, Alemanha) numa película húmida fina e comparada segundo o método de Herbert e Lumsden. 1 ml de sangue infetado foi misturado com 5 ml de meio (HMI ou TcBSF-3) em tubos de 10 ml. Para o cultivo utilizando os meios HMI-162 & 163, a mistura foi centrifugada a 150g durante 15 minutos e para o cultivo utilizando o meio TcBSF-3, a mistura foi centrifugada a 2000 rpm durante 1 minuto a 4° C. Os sobrenadantes foram recolhidos e utilizados como sementes de culturas.

3.11 Abordagens de cultivo

Foram utilizados três meios de cultura preparados (HMI-162, HMI-163 e TcBSF-3) para cultivar tripanossomas em diferentes abordagens, substituindo o soro de cabra (comercial e fresco), células de alimentação (células do baço e COS-7), placas de raspagem e utilizando metilcelulose. Também foram utilizadas diferentes placas de cultura: placas de 24 poços (poços pequenos, Nunc-Dernmark, cat.142475), placas de 12 poços (poços médios, Falcon, cat.3043, EUA), placas de 6 poços (poços grandes, Falcon, cat.3043, EUA) e placas de Petri (Falcon, cat.3003, EUA). Em todas as experiências, as culturas foram incubadas a 34° C e 5%CO2 (incubadora de CO2, tipo CB 150, Binder GmbH, Tuttlingen, Alemanha), sendo depois observadas e examinadas todos os dias utilizando um microscópio de contraste de fase invertido (NIKON, modelo TMS, n.º 300847, Japão) para avaliar o seu crescimento nos meios. O pH dos meios foi verificado e ajustado para 7,4 antes da substituição.

3.11.1 HMI-162 e HMI-163.

Para cada meio, foram preparados dois meios separados; um com soro de cabra comercial e o outro com soro de cabra fresco. Com estes meios, a cultura da estirpe Y 486 e da estirpe ILRAD 700 foi efectuada na presença de células do baço, COS-7, placas raspadas e apenas meios. As experiências foram efectuadas em placas de 24 poços, placas de 6 poços e placas de Petri. Os procedimentos de cultivo foram efectuados no fluxo da lâmina para minimizar a contaminação das culturas. As explicações dos procedimentos são dadas a seguir e os pormenores dos meios são apresentados no quadro XI.

Tabela XI: Abordagens de cultivo dos meios de cultura usine HMI-162 e HMI-163

Medium code	Feeder cell /attachment	Basal medium	Serum (%v/v)		Supplements (mM)					
			GS / FGS	SP	BAC	CYS	HYP	2ME	PYR	THY
HMI-162	-	DMEM	20	-	0.01	0.15	0.2	0.07	1	0.04
	Spleen cells	+	+	-	+	+	+	+	+	+
	COS-7 cells	+	+	-	+	+	+	+	+	+
	Scratches	+	+	-	+	+	+	+	+	+
HMI-163	-	DMEM	20	3	0.08	0.80	0.2	0.07	1	0.10
	Spleen cells	+	+	+	+	+	+	+	+	+
	COS-7 cells	+	+	+	+	+	+	+	+	+
	Scratches	+	+	+	+	+	+	+	+	+

+, presença e -, ausência do componente.

DMEM, Dulbecco's Modified Eagle Medium (GIBCO®).

GS, Soro de cabra (GIBCO® 16210, Invitrogen, Paisley, Reino Unido); FGS, Soro de cabra fresco (Preparado no laboratório ITM, Antuérpia, Bélgica); SP, Serum Plus™ (SAFC Biosciences, cat.l4008C-500ml, lote.0J0341, Andover, Hampshire,Reino Unido).

BAC, ácido batocuprome dissulfónico (Sigma Adrich, B2666); CYS, L-Cisteína (Sigma Aldrich, C7553); HYP, Hipoxantina (Sigma Adrich, H9636); 2ME, 2- Mercaptoetanol (ICN Biomedicals.INC, 800.854.0530); PYR, Na Piruvato (GIBCO® 11360,Invitrogen, lote.388355); THY,' Timidina (Sigma Aldrich, T1895).

3.11.1.1 Sem suporte de ligação

Foi pipetado 1 ml de sobrenadante contendo tripanossomas para cada poço (placas de 24 poços), seguido da adição de 1 ml de meio. Os poços foram tapados e as placas incubadas a 34° C e 5% de CO_2. As culturas foram examinadas após 2-3 horas para determinar o número de tripanossomas semeados. Todos os dias, 1 ml de culturas com 10^8 tripanossomas / ml ou mais foi transferido para um novo poço. As culturas originais e as subculturas foram suplementadas com meio fresco até as culturas morrerem.

3.11.1.2 Poços riscados.

Foram utilizadas placas de 12 poços, placas de 6 poços e placas de Petri. Abriram-se as placas e os pratos esterilizados e fizeram-se arranhões superficiais no fundo utilizando uma agulha esterilizada (21G Terumo Europe N.V-Bélgica) com a sua ponta afiada. Os riscos efectuados tinham um aspeto de rede. Em seguida, as placas e os pratos foram esterilizados por chama de fogo utilizando o bico de Bunsen. O sobrenadante contendo tripanossomas (1 ml para placas de 12 poços, 2 ml para placas de 6 poços e 2 ml para placas de Petri) foi pipetado para cada poço e placa, seguindo-se a adição de meio na mesma quantidade que o sobrenadante. Os poços e as placas foram tapados e depois incubados a 34° C e 5% de CO_2. As culturas foram examinadas após 2-3 horas para determinar o número de tripanossomas semeados. Todos os dias, 1 ml de culturas com 10^8 tripanossomas / ml ou mais era transferido para novos poços e pratos riscados. As culturas originais e as subculturas foram suplementadas com meio fresco até as culturas morrerem.

3.11.1.3 Células do baço.

°Foi pipetado para cada poço um meio contendo células de baço de rato (0,5 ml para placas de 24 poços, 1 ml para placas de 6 poços e 2 ml para placas de Petri), seguindo-se a adição de 1 ml de sobrenadante contendo tripanossomas e, por último, a adição de meio (0,5 ml para placas de 24 poços, 1 ml para placas de 6 poços e 2 ml para placas de Petri). Após 2-3 horas de sedimentação, as culturas foram examinadas ao microscópio invertido de contraste de fase para determinar o número de tripanossomas semeados, utilizando o método de Herbert e Lumden. Após o exame, as placas foram levadas de novo para a incubadora e examinadas no dia seguinte. Todos os dias, 1 ml de sobrenadante de culturas estabelecidas observadas com 10^7 - 10^8 tripanossomas/ml ou mais foi transferido para um novo poço contendo células de alimentação frescas. A adição diária de meio fresco à cultura original e às subculturas foi efectuada até à morte das culturas.

3.11.1.4 Células COS-7.

As placas de 24 poços cultivadas com células COS-7 foram retiradas da incubadora, os poços foram lavados 23 vezes com PBS aquecido a 37° C para os lavar e reduzir o número de células. Em seguida, o PBS foi pipetado. Pipetou-se 1 ml de sobrenadante contendo tripanossomas para cada poço e adicionou-se 0,5 ml de meio. Os poços foram tapados e as placas foram incubadas a 34° C e 5% de CO_2. Após 2-3 horas, as culturas foram examinadas utilizando um microscópio invertido de contraste de fase para estabelecer o número de tripanossomas semeados. Todos os dias, a subcultura era efectuada através da transferência de 0,5 ml de culturas com 10^8 tripanossomas/ml ou mais para novos poços com apenas células COS-7. Antes da transferência, as células COS-7 foram lavadas. As culturas originais e as subculturas foram suplementadas com meio fresco até as culturas morrerem.

3.11.2 TcBSF-3.

Com este meio, foram preparados dois meios separados; um contendo soro de cabra comercial e o outro com soro de cabra fresco. Com estes meios, a cultura da estirpe Y 486 e da estirpe ILRAD 700 foi efectuada utilizando células COS-7, células do baço, 1% de metilcelulose, 0,5% de metilcelulose e meios sem material de fixação. Os procedimentos de cultivo foram efectuados em fluxo de lâmina para evitar a contaminação microbiana. As explicações sobre os procedimentos de cultivo são dadas a seguir e os pormenores sobre os meios são apresentados no quadro XII.

Tabela XII: Abordagens de cultivo em meio TcBSF-3

Medium code	Feeder cell /attachment	Base powder	Basal medium supplements(mM)										Serum (%v/v)	
			Hep	Gluc	Pyr	Ade	Hypo	Thy	Bac	Gln	2Me	Rbc lysate	GS /FGS	SP
TcBSF-3	-	MEM	25	5.5	1	0.04	0.1	0.02	0.02	2	0.2	0.5	20	5
	COS-7	+	+	+	+	+	+	+	+	+	+	+	+	+
	Spleen cells	+	+	+	+	+	+	+	+	+	+	+	+	+
	1% MC	+	+	+	+	+	+	+	+	+	+	+	+	+
	0.5% MC	+	+	+	+	+	+	+	+	+	+	+	+	+

+, presença e -, ausência do componente.

MEM, Minimum Essential Medium Eagle (Sigma Aldrich, M0643-10 X, IL,USA).

GS, Soro de cabra (GIBCO® 16210, Invitrogen, Paisley, Reino Unido); FGS, Soro de cabra fresco (Preparado no laboratório ITM, Antuérpia, Bélgica); SP, Serum Plus™ (SAFC Biosciences, cat. 14008C-500ml, lot.0J0341, Andover, Hampshire,Reino Unido).

Hep, tampão Hepes (Sigma Aldrich, lot.RNBB2373,Ayshire KA128NB,UK); Glue, D-glucose (Merck, 1.08337.1000, Alemanha); Ade, Adenosina (Sigma Aldrich); Gin, Glutamina (Sigma Aldrich); BAC, ácido batocuprome dissulfônico (Sigma Adrich, B2666); CYS, L-Cisteína (Sigma Aldrich, C7553); HYP, Hipoxantina (Sigma Adrich, H9636); 2ME, 2-Mercaptoetanol (ICN Biomedicals.INC, 800.854.0530); PYR, piruvato de Na (GIBCO® 11360,Invitrogen, lote.388355); THY, timidina (Sigma Aldrich, T1895).

Lisado de hemácias (Preparado no laboratório ITM, Antuérpia, Bélgica).

3.11.2.1 **Sem suporte de ligação**

Foi pipetado 1 ml de sobrenadante contendo tripanossomas para cada poço (placas de 24 poços), seguido da adição de 1 ml de meio. Os poços foram tapados e as placas incubadas a 34° C e 5% de CO_2. As culturas foram examinadas após 2-3 horas para determinar o número de tripanossomas semeados. Todos os dias, 1 ml de culturas com 10^8 tripanossomas ou mais era transferido para um novo poço. As culturas originais e as subculturas foram suplementadas com meio fresco até as culturas morrerem.

3.11.2.2 Células do baço.

Foram utilizadas placas de 24 poços. Foi pipetado para cada poço 0,5 ml de meio contendo células do baço do rato, seguido da adição de 1 ml de sobrenadante contendo tripanossomas e 0,5 ml de meio. Depois, os poços foram tapados e as placas foram incubadas a 34° C e 5% de CO_2. Após 2-3 horas de sedimentação, as culturas foram examinadas ao microscópio invertido de contraste de fase para determinar o número de tripanossomas semeados, utilizando o método de correspondência de Herbert e Lumden. Após o exame, as placas foram recolocadas na incubadora e examinadas no dia seguinte. Todos os dias seguintes, as culturas foram examinadas ao microscópio e 1 ml de culturas com 10^8 tripanossomas / ml ou mais foi transferido para um novo poço contendo células de alimentação frescas. Adicionou-se meio fresco às culturas originais e às subculturas.

3.11.2.3 **Células COS-7.**

As placas de 24 poços cultivadas com células COS-7 foram retiradas da incubadora, os poços foram lavados 23 vezes com PBS aquecido a 37° C para os lavar e reduzir o número de células. Em seguida, o PBS foi pipetado. Pipetou-se 1 ml de sobrenadante contendo tripanossomas para cada poço e adicionou-se 0,5 ml de meio. Os poços foram tapados e as placas foram incubadas a 34° C e 5% de CO_2. Após 2-3 horas, as culturas foram examinadas com um microscópio invertido de contraste de fase para determinar o número de tripanossomas semeados. Todos os dias, a subcultura era efectuada através da transferência de 0,5 ml de culturas com 10^8 tripanossomas/ml ou mais para novos poços com apenas células COS-7. Antes da transferência, as células COS-7 foram lavadas. As culturas originais e as subculturas foram suplementadas com meio fresco até à morte das culturas. 0,5% e 1% de metilcelulose. A metilcelulose foi incorporada durante a preparação do meio, formando um meio completo com MC. Foram utilizadas placas de 24 poços. Foi pipetado 1 ml de meio contendo MC em cada poço, seguido da adição de 1 ml de sobrenadante contendo tripanossomas. Depois, os poços foram tapados e as placas foram incubadas a 34° C e 5% de CO_2. Após 2-3 horas de sedimentação, as culturas foram examinadas ao microscópio invertido de contraste de fase para determinar o número de tripanossomas semeados. Após o exame, as placas foram colocadas de novo na incubadora e examinadas no dia seguinte. Todos os dias seguintes, as culturas foram examinadas ao microscópio e 1 ml de culturas com 10^6 tripanossomas/ml (culturas com baixo número de tripanossomas) e mais foram transferidos para um novo poço contendo meio. Adicionou-se meio fresco às culturas originais e às subculturas.

3.11.2.4 **Metilcelulose.**

A cultura foi efectuada com meios contendo 1% de MC e 0,5% de MC. Foi pipetado 1 ml de sobrenadante contendo tripanossomas para cada poço (placas de 24 poços), seguido da adição de 1 ml de meio. Os poços foram tapados e as placas incubadas a 34° C e 5% de CO_2. As culturas foram examinadas após 2-3 horas para determinar o número de tripanossomas semeados. No dia seguinte, as culturas foram examinadas ao microscópio.

3.12 **Produção de estabilizadores e criopreservação.**

No final das experiências, os ratinhos positivos foram sangrados e o sangue foi utilizado para produzir estabilizados da estirpe Y 486 e da estirpe ILRAD 700 para investigação futura. Os ratinhos foram sedados através da injeção intraperitoneal de 0,2 ml de pentobarbital e o sangue foi colhido por punção cardíaca com seringas de 1 ml contendo uma pequena quantidade de heparina (LEO Pharma, lote DD7425). A caixa criogénica foi enchida com isopropanol até ao nível (250 ml) e colocada à temperatura ambiente. Misturaram-se 300µl de DMSO/PSG 20% com cada 900µl de sangue heparinizado. O conteúdo foi homogeneizado invertendo o tubo 10 vezes e 400µl da mistura foram retirados e dispensados em cada criotubo (Nalgene®, cat.5000-1020) como estabilizador. Os tubos foram então apertados com firmeza, colocados numa caixa criogénica e imediatamente levados para o congelador a -80° C à taxa de congelação de 1° C por minuto. Estes foram então transferidos para azoto líquido (-196° C) para criopreservação uma semana mais tarde.

Capítulo 4

Resultados

4.1 Infecciosidade dos estabilizados

A linhagem Y 486 infectou rapidamente e desenvolveu uma parasitemia baixa de 10^5 tripanossomas/ml em ratos após 2-3 dias. A parasitemia de 10^8 tripanossomas/ml foi atingida após 4-5 dias e os ratos morreram após 6-7 dias. A passagem foi efectuada quando um ratinho desenvolveu uma parasitemia de 10^8 tripanossomas/ml. A estirpe ILRAD 700 desenvolveu uma parasitemia baixa de 10^5 tripanossomas/ml em ratinhos após 4-5 dias. Os ratinhos infectados morreram ao fim de 7-8 dias. Para os ratos passados de ambas as estirpes, a parasitemia desenvolveu-se após 1-2 dias, dependendo da quantidade de sangue inoculado. Alguns ratos que foram passados com a estirpe ILRAD 700 foram capazes de diminuir a parasitemia depois de atingirem 10^8 tripanossomas/ml até deixarem de ser detectados por exame microscópico de uma fina película húmida de sangue da cauda, mas acabaram por morrer após 3-5 dias. No entanto, um rato que desenvolveu uma parasitemia máxima de 10^8 tripanossomas/ml, diminuiu gradualmente a parasitemia até deixar de ser detectada e sobreviveu até ao final das experiências.

4.2 Cultivo com meios HMI-162 e HMI-163.

4.2.1 Sem suporte de fixação (ver figuras II - IX)

Após a decantação, as culturas foram examinadas e observou-se que estavam semeadas com 107 - 108 tripanossomas/ml. Os tripanossomas foram observados ligados ao substrato dos poços pelas pontas dos seus flagelos e alguns nadando livremente no meio. As culturas que foram semeadas com muitas formas longas e delgadas aumentaram o número de tripanossomas em 24 horas, activos e fortemente ligados à placa. Estas culturas tinham poucos tripanossomas no sobrenadante que não permitiam estabelecer boas subculturas. As tentativas de raspar suavemente com uma pipeta durante a recolha do sobrenadante só conseguiram destacar alguns. As transferências continham tripanossomas que se observavam lentos e não conseguiam sobreviver durante mais de um dia. No prazo de 24 a 48 horas, algumas culturas morreram e, nas que sobreviveram, a maioria dos tripanossomas tinha uma atividade reduzida e alguns eram lentos. Dentro de 48 - 72 horas, algumas culturas originais tinham até 10^7 tripanossomas/ml, mas a maioria estava lenta e com atividade reduzida. As culturas não sobreviveram mais de 72 horas. Não se registaram diferenças quando foram utilizados meios diferentes.

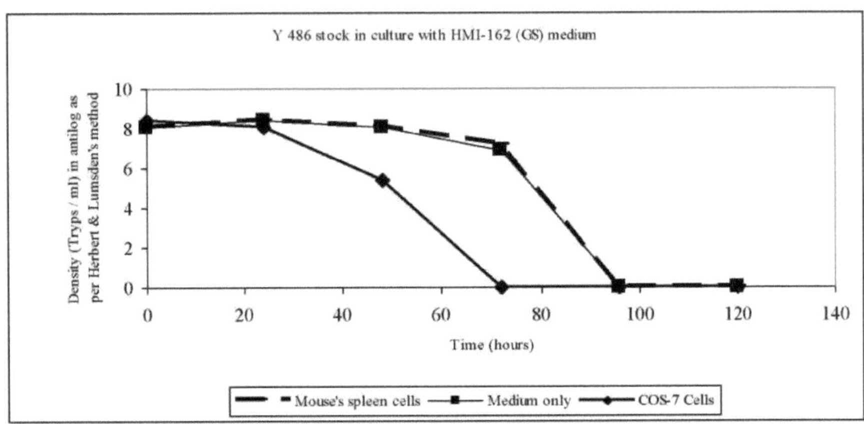

Figura II: Y 486 em cultura com meio HMI-162 (GS)

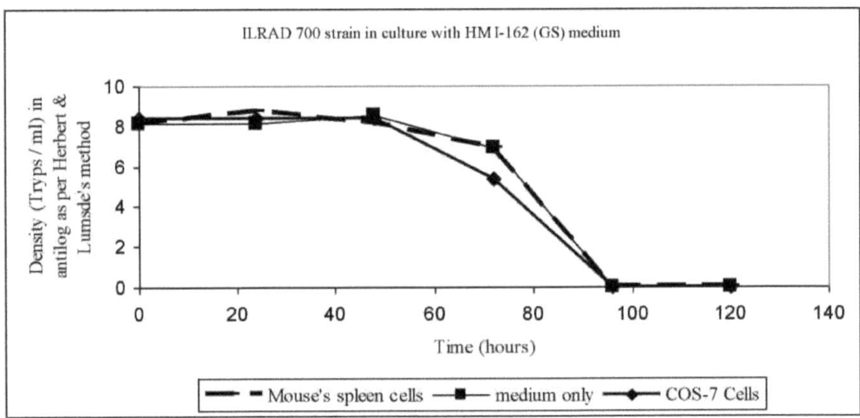

Figura III: Estirpe ILRAD 700 em cultura com meio HMI-162 (GS)

4.2.2 Com alvéolos riscados (ver figuras IV - V)

O cultivo foi efectuado utilizando apenas o HMI-163, uma vez que não se verificaram diferenças nas culturas de suporte em relação ao HMI-162. Os tripanossomas semeados, que na maioria dos poços eram 10^7 - 10^8 tripanossomas/ml, foram observados ligados em linhas riscadas e alguns a nadar livremente no meio e muito activos. Após 24 horas, observou-se um aumento do número de tripanossomas, mantendo 10^7 -10^8 tripanossomas/ml e a sua atividade. Também foram observados muitos tripanossomas em áreas sem riscos, ligados ao substrato dos poços ou da placa com as pontas dos seus flagelos. A maioria das culturas sobreviveu muito bem até 72 horas, mantendo 10 -10^{78} tripanossomas/ml e atividade, com alguns poços a apresentarem tripanossomas letárgicos com atividade reduzida. De um modo geral, observou-se que as culturas da estirpe ILRAD 700 eram muito activas em comparação com o stock Y 486. Foram efectuadas subculturas para controlar o número de tripanossomas nos poços e nas placas de Petri. Os sobrenadantes das culturas originais continham 10^6 - 10^7 tripanossomas/ml após 24 horas, que foram transferidos para novos poços. Estas primeiras subculturas produziram 107 - 108 tripanossomas/ml após 24 horas, uma vez que muitos tripanossomas subcultivados foram observados como formas longas e delgadas. Após 48 horas, a maior parte dos poços continha um número aproximadamente igual de formas longas e delgadas e de formas curtas, que foram observadas quer fixadas em arranhões quer firmemente fixadas ao substrato dos poços ou pratos, com muito poucos no sobrenadante. Foi difícil selecionar os tripanossomas que se tinham fixado, tendo-se tentado arranhá-los suavemente com uma pipeta Pasteur, o que só conseguiu destacar alguns. Quando estes tripanossomas eram subcultivados, pareciam lentos e a maior parte deles não conseguia sobreviver até 72 horas. Dentro de 72 - 96 horas, muitas culturas morreram e não conseguiram sobreviver durante mais de 96 horas, apesar de terem 10^7 tripanossomas activos. Não se registou qualquer diferença entre as culturas em placas de poços e em placas de Petri.

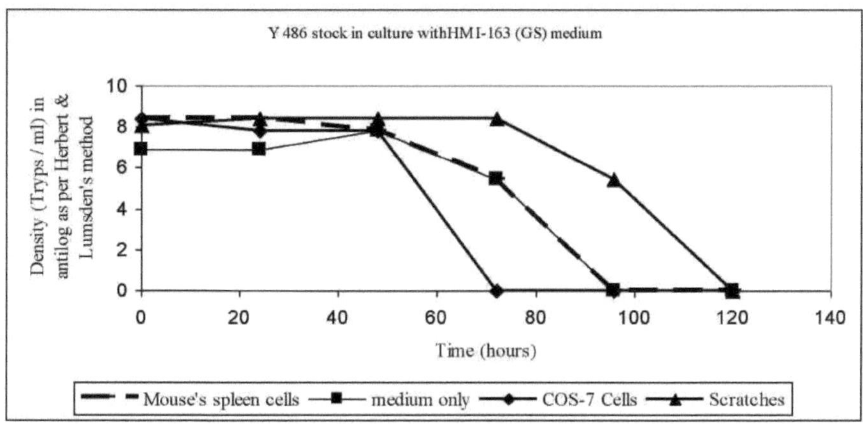

Figura IV: Y 486 em cultura com meio HMI-163 (GS)

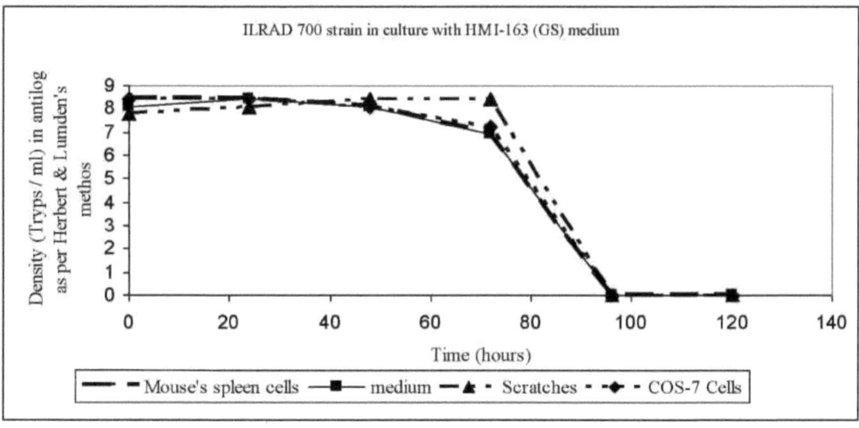

Figura V: Estirpe ILRAD 700 em cultura com meio HMI-163 (GS)

4.2.3 Com células do baço do rato (ver figuras II - IX)

2-3 horas após a decantação, em muitos poços de cultura o número de sementes contidas em 1 ml do sobrenadante era de 10^7 tripanossomas e superior. A maioria dos tripanossomas foi observada ligada às células no fundo das placas e ativa. Poucos foram observados a nadar livremente no meio. Depois de um dia, o número de tripanossomas aumentou para 10^8 tripanossomas/ml em muitos poços de cultura; os tripanossomas estavam activos, ligados principalmente a células de alimentação soltas, outros nadavam livremente no meio e alguns foram observados em áreas sem células de alimentação ligadas ao substrato pelas pontas dos seus flagelos (Gumm, 1991). Muitos tripanossomas em cultura eram formas longas e delgadas e poucas formas curtas. Durante este período, foi mais fácil colher um número elevado de tripanossomas até 10^6 do sobrenadante da cultura para subcultura. A cultura semeada com menos de 10^7 tripanossomas/ml tinha menos de 10^7 tripanossomas/ml nos poços e a maior parte deles ligava-se às células de alimentação. Os números de tripanossomas foram mantidos a 10^8 /ml em poços bem estabelecidos durante 48 horas e os tripanossomas ainda estavam activos, aderindo às células de alimentação no fundo dos poços. Tanto a estirpe Y 486 como a ILRAD 700 tinham caraterísticas comportamentais semelhantes no meio, enquanto o número de tripanossomas observados nas culturas não apresentava diferenças entre a HMI com GS e a com FGS. Dentro de 48 - 72 horas, alguns poços mantinham 10^8 tripanossomas/ml activos, mas desta vez a maioria eram formas curtas com apenas algumas formas delgadas na cultura. Desta vez, havia poucos tripanossomas a nadar livremente no meio e era difícil colher o sobrenadante com 10^6 tripanossomas/ml. Observou-se que a maioria das segundas transferências tinha 10^5 tripanossomas ou menos. Na maioria dos poços, muitos tripanossomas morreram e a sua densidade diminuiu para 10^6 tripanossomas/ml, ao mesmo tempo que muitos estavam letárgicos. Em 72 - 96 horas, a maioria das culturas estava morta e as que mantiveram bons números até 72 horas tinham muitos tripanossomas mortos, restando apenas alguns letárgicos e contáveis que não conseguiam sobreviver mais de 96 horas. No caso dos tripanossomas que foram transferidos para novos poços após 24 horas, mantiveram a sua densidade durante um dia enquanto estavam ligados a células de alimentação. Dentro de 48 - 72 horas, a maioria das culturas morreu e alguns poços permaneceram com poucos tripanossomas contáveis que eram lentos e não conseguiram sobreviver até ao dia seguinte. As células do baço foram boas para fixação nos primeiros três dias, depois disso observou-se que se multiplicaram, formando várias camadas, espalhando-se gradualmente e cobrindo o fundo dos poços de tal forma que não foi possível detetar se algum parasita estava no fundo sobrevivendo. No entanto, para a fixação, os tripanossomas foram observados como a maioria das células de alimentação soltas, em vez de células estreitamente ligadas.

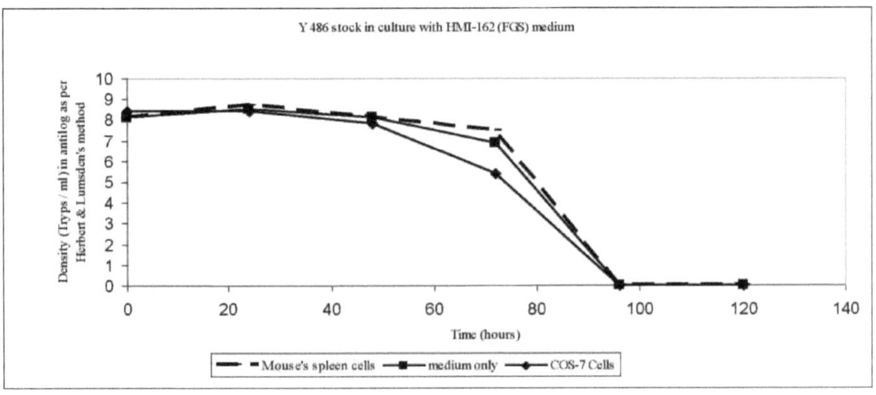

Figura VI: Y 486 em cultura com o meio HMI-162 (FGS)

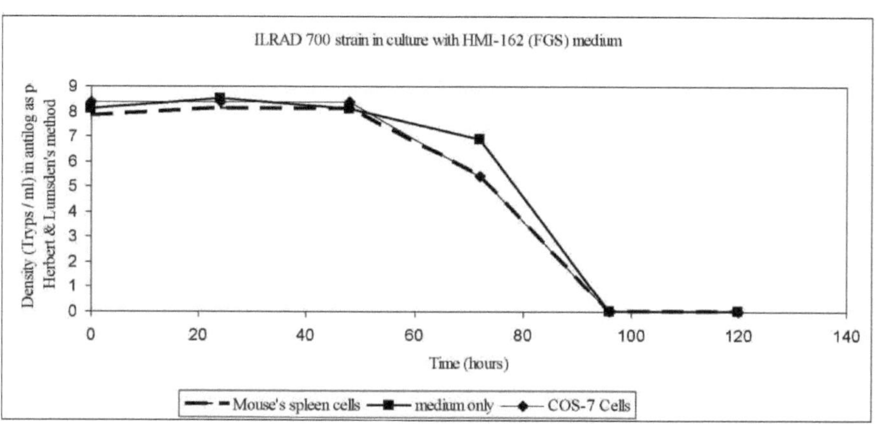

Figura VII: Estirpe ILRAD 700 em cultura com meio HMI-162 (FGS)

4.2.4 Com células COS-7 (ver figuras II - IX)

Tanto para a estirpe Y 486 como para a estirpe ILRAD 700, a maioria dos alvéolos foi cultivada com 10^8 tripanossomas/ml, tal como observado após a sedimentação. Os tripanossomas estavam a fixar-se ativamente às células e alguns nadavam livremente no meio. Após um dia, observou-se um aumento do número de tripanossomas, que se manteve a 10^8 tripanossomas/ml, com um aumento de tripanossomas a nadar livremente no sobrenadante do meio. Observou-se que os poços semeados com muitas formas longas e delgadas tinham um número mais elevado de tripanossomas do que os poços semeados com muitas formas curtas. Após 24 horas, foi possível colher e transferir cerca de 10^7 tripanossomas/ml para novos poços. Como as células COS-7 cresceram e quase cobriram o fundo dos poços, foi difícil observar se havia alguns tripanossomas ligados ao substrato de plástico pelas pontas dos seus flagelos. Os tripanossomas sobreviveram muito bem até 48 horas, mantendo a sua atividade e multiplicação. Dentro de 48 - 72 horas, a maior parte da cultura também sobreviveu muito bem, mantendo-se até 10^8 tripanossomas/ml, os números foram controlados através da subcultura de tripanossomas de poços com 10^7 - 10^8 tripanossomas/ml. As subculturas após 24 horas sobreviveram muito bem até 72 horas enquanto se multiplicavam. No entanto, as subculturas após 48 horas das subculturas originais e das subculturas produziram poucos tripanossomas no sobrenadante que não conseguiram sobreviver durante mais de 72 horas. A maioria das subculturas originais e das primeiras subculturas sobreviveu após 72 horas com até 10^6 tripanossomas/ml, mas todas morreram entre 72 e 96 horas. Observou-se que as células COS-7 cresciam rapidamente e, a partir do terceiro dia de cultura, observou-se um aumento das mesmas em muitas partes dos poços, e os tripanossomas só foram observados em áreas com poucas células. Ambas as estirpes cultivadas mostraram a mesma forma de sobreviver nos meios e não houve diferença quando se utilizou HMI com GS ou com FGS.

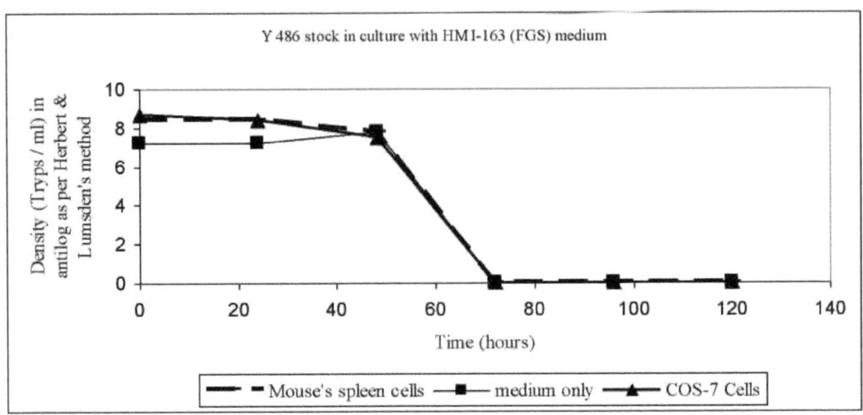

Figura VIII: Estoque Y 486 em cultura com meio HMI-163 (FGS)

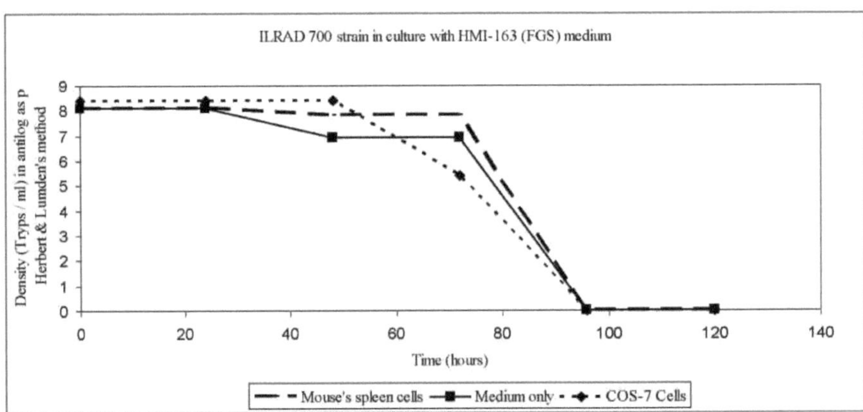

Figura IX: ILRAD em cultura com meio HMI-163 (FGS)

4.3 Cultivo com TcBSF-3

4.3.1 Sem material de fixação (ver figuras X e XI)

Após a decantação, as culturas foram examinadas e observou-se que estavam semeadas com 107 - 108 tripanossomas/ml. Os tripanossomas foram observados ligados ao substrato dos poços pelas pontas dos seus flagelos e alguns nadando livremente no meio. As culturas que foram semeadas com muitas formas longas e delgadas aumentaram para 10^8 tripanossomas/ml em 24 horas, activas e fortemente ligadas à placa. Estas culturas tinham poucos tripanossomas no sobrenadante que não permitiam estabelecer boas subculturas. As tentativas de raspar suavemente com uma pipeta enquanto se retirava o sobrenadante só conseguiram destacar alguns. As transferências continham 10^5 tripanossomas que foram observados lentos e não conseguiram sobreviver durante mais de um dia. No espaço de 24 a 48 horas, algumas culturas morreram e, nas que sobreviveram, a maioria dos tripanossomas tinha uma atividade reduzida e alguns eram lentos. Dentro de 48 - 72 horas, algumas culturas originais tinham até 10^6 tripanossomas/ml, mas a maioria estava lenta e com atividade reduzida. As culturas não sobreviveram mais de 72 horas.

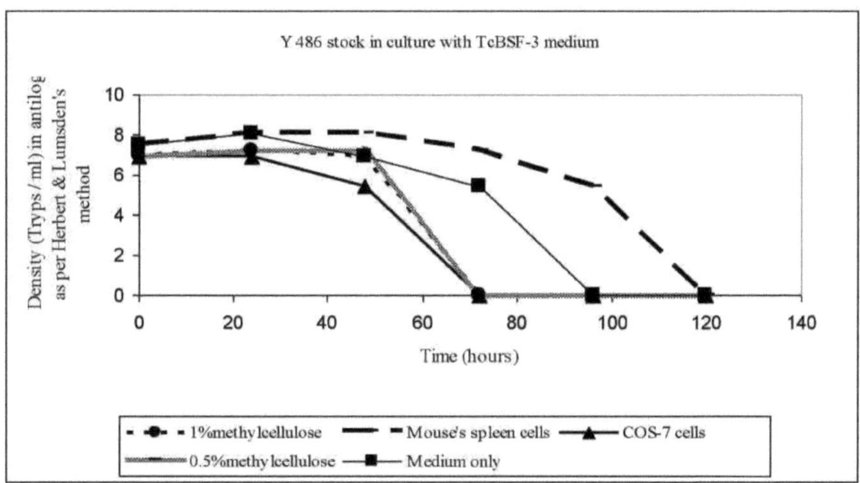

Figura X: Y 486 stock em cultura com meio TcBSF-3

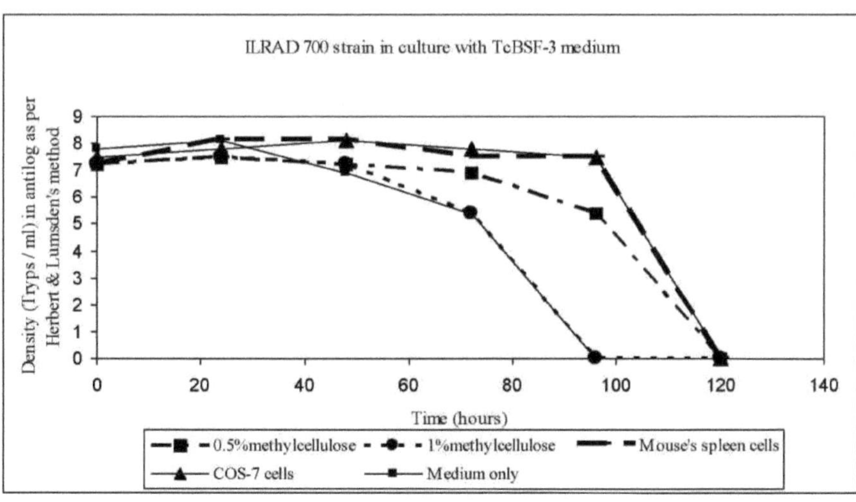

Figura XI: Estirpe ILRAD 700 em cultura com meio TcBSF-3

4.3.2 Com células do baço (ver figuras X e XI)

Após a sementeira e a fixação nos poços 2-3 horas mais tarde, muitos poços de cultura continham 10^7

tripanossomas/ml. A maioria dos tripanossomas foi observada ligada às células no fundo das placas e ativa. Poucos foram observados a nadar livremente no meio. No espaço de 24 horas, o número aumentou para 10^8 tripanossomas/ml em muitos poços de cultura; os tripanossomas estavam activos, os que se fixavam às células de alimentação soltas formavam agregados e poucos nadavam livremente no meio. Muitos tripanossomas em cultura eram formas longas e delgadas e poucas formas curtas. Durante este período, foi mais fácil recolher 10^6 - 10^7 tripanossomas/ml do sobrenadante da cultura para subcultura. A cultura semeada com menos de 10^7 tripanossomas/ml tinha menos de 10^7 tripanossomas/ml nos poços, a maioria dos quais se ligava a células de alimentação e a sua multiplicação em 24 horas era baixa. Os números de tripanossomas foram mantidos a 10^8 /ml em poços bem estabelecidos durante 48 horas e os tripanossomas continuavam activos, agarrados às células de alimentação e alguns nadavam no meio. Tanto a estirpe Y 486 como a ILRAD 700 tinham caraterísticas comportamentais semelhantes no meio, enquanto o número de tripanossomas observados nas culturas não apresentava diferenças entre a TcBSF-3 com GS e a com FGS. Dentro de 48 - 72 horas, a maioria dos poços mantinha 10^8 tripanossomas/ml que estavam activos, mas desta vez a maioria deles eram formas curtas com apenas algumas formas delgadas na cultura. Desta vez, havia poucos tripanossomas a nadar livremente no meio e foi difícil colher o sobrenadante com 10^6 tripanossomas/ml. Na maior parte das segundas transferências observou-se a presença de 10^5 tripanossomas/ml ou menos. Dentro de 72 - 96 horas, a maioria das culturas teve morte maciça e poucos poços permaneceram com apenas alguns tripanossomas letárgicos e contáveis que não conseguiram sobreviver mais de 96 horas. Os tripanossomas que foram transferidos para novos alvéolos após 24 horas mantiveram a sua densidade durante um dia enquanto estavam ligados a células de alimentação. Dentro de 48 - 72 horas, a maioria das culturas morreu e alguns poços permaneceram com poucos tripanossomas contáveis que eram lentos e não conseguiram sobreviver até ao dia seguinte. As células do baço foram boas para fixação nos primeiros três dias, mas depois observou-se que se multiplicaram, espalhando-se gradualmente e cobrindo o fundo dos poços, de tal forma que não foi possível detetar se algum parasita estava a sobreviver no fundo. No entanto, para a fixação, os tripanossomas foram observados como a maioria das células de alimentação soltas, em vez de células estreitamente ligadas.

4.3.3 Com células COS-7 (ver figuras X e XI)

Tanto para a estirpe Y 486 como para a estirpe ILRAD 700, a maioria dos poços foi cultivada com 10^6 - 10^7 tripanossomas/ml, conforme observado após a decantação. Os tripanossomas estavam ativamente ligados às células e alguns nadavam livremente no meio. Ao fim de um dia, observou-se que o número de tripanossomas se manteve em 10^7 /ml para a estirpe ILRAD 700 e que o stock Y 486 era de 10^6 /ml com alguns tripanossomas a nadar livremente no sobrenadante do meio. No entanto, isto dependeu da fase dos tripanossomas semeados. Observou-se que os poços que foram semeados com muitas formas longas e delgadas tinham um número mais elevado de tripanossomas do que os que foram semeados com muitas formas curtas. Após 24 horas, foi possível colher e transferir cerca de 10^6 tripanossomas da estirpe ILRAD 700 para novos poços. No espaço de 24 a 48 horas, o número de tripanossomas da estirpe ILRAD 700 aumentou para 10^8 tripanossomas/ml, enquanto o da Y 486 diminuiu para 10^5 tripanossomas/ml e os tripanossomas estavam apáticos. Os tripanossomas sobreviveram muito bem até 48 horas, mantendo o seu vigor. Entre 48 e 72 horas, a maior parte da cultura da estirpe ILRAD 700 sobreviveu muito bem, mantendo 10^6 -10^7 tripanossomas/ml; os números foram controlados através da subcultura de tripanossomas de poços com 10^7 -10^8 tripanossomas/ml. As subculturas após 24 horas sobreviveram muito bem até 72 horas, mantendo o vigor. No entanto, as subculturas após 48 horas das subculturas originais e das subculturas produziram poucos tripanossomas no sobrenadante que não conseguiram sobreviver durante mais de 72 horas. Poucas das subculturas originais e das primeiras subculturas sobreviveram após 72 horas com 10^5 - 10^6 tripanossomas/ml, mas todas morreram num período de 72 a 96 horas. As células COS-7 cresceram muito rapidamente, formando multicamadas que cobriam quase todo o fundo dos poços, pelo que foi difícil observar se alguns tripanossomas sobreviviam ligados à primeira camada de células ou ao substrato de plástico pelas pontas dos seus flagelos. Os tripanossomas foram observados apenas em áreas com poucas células.

4.3.4 Com metilcelulose (ver figuras X e XI)

Observou-se que as culturas continham 10^7 tripanossomas/ml 2-3 horas após a sementeira e os tripanossomas estavam ligados pelos seus flagelos. No espaço de 24 horas, os tripanossomas estavam activos, mas observou-se que os que estavam em meio MC a 1% nadavam com dificuldade no meio. Após 24 horas, as culturas de ambas as estirpes mantiveram 10^7 tripanossomas/ml, mas a sua atividade foi reduzida. No espaço de 24 a 48 horas, observou-se que muitos tripanossomas em meio MC a 1% morriam e o seu número descia para 10^5 tripanossomas/ml, os poucos que restavam ficavam colados ao meio, mas sem atividade, e a maioria não conseguia sobreviver mais de 48 horas. Num poço, 5 - 10 tripanossomas que pareciam estar a morrer conseguiram sobreviver até 72 horas e morreram dentro de 72 - 96 horas. Em 0,5% MC, alguns tripanossomas podiam mover-se livremente em 24 horas, mas começavam a perder a atividade em 24 - 48 horas. Wells manteve até 10^5 tripanossomas durante 48 horas, mas a maioria deles era lenta. Dentro de 48 - 72 horas, a maioria dos tripanossomas morreu e apenas 1-3 tripanossomas que eram letárgicos puderam ser observados num poço após 72 horas, mas morreram dentro de 72 - 96 horas.

Quadro XIII: Tabela resumida das tendências gerais de crescimento (em horas) da estirpe ILRAD 700 e da estirpe Y 486 em diferentes suportes de meios, de acordo com o método de correspondência de Herbert e Lumsden

		Herbert & Lumsden's values				
		24	48	72	96	120
Strain: ILRAD 700						
Medium 1: HMI-162						
Feeder layer 1	-	8.4	8.4	6.9	0	0
Feeder layer 3	COS-7 cells	8.4	8.4	5.4	0	0
Feeder layer 3	Spleen cells	8.7	8.1	6.9	0	0
Medium 2:HMI-163						
Feeder layer 1	-	8.4	8.1	5.4	0	0
Feeder layer 2	Scratches	8.1	8.4	8.4	0	0
Feeder layer 3	COS-7 cells	8.4	8.1	6.9	0	0
Feeder layer 4	Spleen cells	8.4	8.1	6.9	0	0
Medium 3: TcBSF-3						
Feeder layer 1	-	8.1	6.9	5.4	0	0
Feeder layer 2	0.5% MC	7.5	7.2	6.9	5.4	0
Feeder layer 3	1% MC	7.5	7.2	5.4	0	0
Feeder layer 4	COS-7 cells	7.8	8.1	7.8	7.5	0
Feeder layer 5	Spleen cells	8.1	8.1	7.5	7.5	0
Strain: Y 486 stock						
Medium 1: HMI-162						
Feeder layer 1	-	8.4	8.1	6.9	0	0
Feeder layer 2	COS-7 cells	8.4	7.8	5.4	0	0
Feeder layer 3	Spleen cells	8.7	8.1	7.5	0	0
Medium 2: HMI-163						
Feeder layer 1	-	6.9	7.8	5.4	0	0
Feeder layer 2	Scratches	8.4	8.4	8.4	0	0

Feeder layer 3	COS-7cells	7.8	7.8	0	0	0
Feeder layer 4	Spleen cells	8.4	7.8	5.4	0	0
Medium 3: TcBSF-3						
Feeder layer 1	-	8.1	6.9	5.4	0	0
Feeder layer 2	0.5% MC	7.2	7.2	0	0	0
Feeder layer 3	1% MC	7.2	6.9	0	0	0
Feeder layer 4	COS-7 cells	6.9	5.4	0	0	0
Feeder layer 5	Spleen cells	8.1	8.1	7.2	5.4	0

Nota: não se registou uma diferença significativa entre os meios contendo soro de cabra (GS) ou soro de cabra fresco (FGS)

Capítulo 5

Discussão e conclusões

A estirpe Y 486 e a estirpe ILRAD 700 estão adaptadas aos roedores e produzem parasitemia alguns dias após a inoculação com um estabilizador ou através da passagem em série de sangue de ratinho infetado para um ratinho não infetado. Neste estudo, ambas as estirpes foram patogénicas e mataram ratinhos poucos dias após a inoculação. No entanto, observa-se que a infecciosidade depende tanto do tamanho do inóculo como do carácter mais ou menos invasivo dos tripanossomas (Desowitz, 1954).

Para a cultura, observou-se que os tripanossomas da corrente sanguínea de ambas as estirpes obtidos com parasitemia de $10^{7.8}$ $10^{8.4}$ tripanossomas/ml de sangue continham um maior número de tripanossomas para sementeira e muitas formas replicativas longas e delgadas que produziram números elevados em culturas no prazo de 24 horas após a cultura. Isto ajudou a iniciar culturas que produziram muitos tripanossomas de tal forma que o sobrenadante do meio nos poços continha números suficientes para subculturas após 24 horas. Os sangues infectados com parasitémias inferiores a $10^{7.8}$ tripanossomas/ml não eram bons para a cultura porque continham menos tripanossomas para iniciar as culturas. Parasitémias mais elevadas, de $10^{8.7}$ tripanossomas/ml ou mais, continham números mais elevados para sementeira, mas com muitas formas curtas. As formas longas e delgadas são estágios replicativos, enquanto as formas curtas não se dividem e são pré-adaptadas para sobreviver na mosca tsé-tsé (McCulloch *et al.*, 2004). Observou-se que as culturas iniciadas com muitas formas curtas continham menos tripanossomas no sobrenadante do meio; isto resultou na obtenção de subculturas com poucos tripanossomas semeados que não sobreviveram durante um período de tempo mais longo. Neste estudo, observámos que o momento do isolamento dos tripanossomas dos ratos é importante para obter boas sementes para iniciar as culturas. Este facto também foi observado por Gumm (1991).

O HMI-162 e o HMI-163 são meios registados para a cultura de formas da corrente sanguínea (Hirumi et al., 1991). O HMI-162 difere do HMI-163 por quantidades ligeiramente inferiores de ácido bathocuproinedisulfónico e timidina, e quantidades ligeiramente superiores de cisteína, ao mesmo tempo que não contém Serum Plus™. Neste estudo, os resultados de cultivo em termos de apoio à sobrevivência de tripanossomas nas culturas não foram observados entre os dois meios, apesar das suas ligeiras diferenças, como também foi observado por (Hirumi *et al.*, 1991). O HMI-162, que não contém Serum Plus™, suportou os tripanossomas durante três dias antes de as culturas morrerem, tal como o HMI-163, mantendo as mesmas densidades de tripanossomas em cultura. Isto só pode explicar parcialmente a menor importância do Serum Plus™ no meio de cultura durante o início das culturas, porque três dias não foram suficientes para excluir a importância do componente, enquanto estudos anteriores indicam que o HMI-162 suportou mal uma das estirpes que cultivaram (Hirumi *et al.*, 1991). Hirumi e colaboradores também referiram que o soro de cabra jovem (YGS), que não foi utilizado nesta experiência, era o melhor para a cultura. É importante ter esta observação em conta nos próximos ensaios. No entanto, os resultados deste estudo não são compatíveis com os estudos anteriores de Hirumi e colegas que utilizaram os mesmos meios para cultivar tripanossomas durante muitos meses. Uma vez que os tripanossomas são muito sensíveis aos materiais de cultura, pensamos que a capacidade dos suplementos de apoio nos meios pode estar a fornecer um apoio insuficiente. A cisteína, que é incluída nos meios, é um suplemento importante mas sofre uma rápida autoxidação produzindo peróxido de hidrogénio que é tóxico para os tripanossomas; este efeito é normalmente contrariado pela inclusão de ácido bathocuproinedisulfónico (BAC) (que é um quelante de cobre) nos meios para evitar a autoxidação (Ishii & Bannai, 1985). No trabalho anterior, Hirumi (1991) explica que o sulfonato de batocuproína varia entre os reagentes obtidos de diferentes fornecedores. Esta observação pode aplicar-se a outros suplementos se forem efectuados estudos detalhados e, por conseguinte, a morte maciça de tripanossomas observada após três dias nesta experiência não pode excluir a possibilidade de observações anteriores.

Durante as observações de monitorização, muitos poços de cultura produziram 10^7 - 10^8 tripanossomas no prazo de 24 horas após o cultivo. As primeiras subculturas foram possíveis com 10^6 tripanossomas porque muitos tripanossomas podiam ser colhidos no sobrenadante. No entanto, isto não permitiu colher e remover um número suficiente de tripanossomas para manter a densidade de cultura adequada. Havia ainda um elevado número de tripanossomas aderentes às células de alimentação ou ao substrato, que não podiam ser removidos através da transferência de alguma quantidade de sobrenadante ou da transferência total do meio dos poços das placas riscadas e não riscadas sem suporte de fixação. Esta foi uma razão para as culturas originais permanecerem com um número mais elevado de tripanossomas, ao mesmo tempo que constituiu um desafio, porque se observa que os tripanossomas sofrem uma diferenciação eficiente para formas curtas a altas densidades em sistemas de cultura, o que é induzido pela acumulação de factores libertados pelos tripanossomas no meio (McCulloch *et al.*, 2004). É importante evitar esta situação quando se pretende colher continuamente um número suficiente de tripanossomas para subculturas. Os poços que permaneceram com números mais elevados de tripanossomas apresentaram muitas formas curtas no espaço de 24 a 48 horas, que, apesar de transferidas para novos poços, não aumentaram em número. Isto explica a causa do baixo número de tripanossomas nas segundas colheitas para subculturas e a razão da falta de propagação posterior. São essenciais mais experiências para estabelecer meios de colher muitos tripanossomas dos poços e deixar apenas um número que possa continuar a multiplicar-se na cultura sem efeitos graves de sinais de alta densidade para formas curtas.

A fixação de tripanossomas durante a cultura foi observada como um fator importante para a transformação, mesmo que não tenha sido utilizado nenhum suporte de fixação (Fish *et al.*, 1987; Gumm, 1991). Embora em estudos anteriores as culturas tenham sido bem mantidas em meios sem auxílio de fixação, observou-se que havia certos tipos de suporte de fixação durante o início das culturas (Hirumi *et al.*, 1991). Neste estudo, este facto foi tido em conta e estes meios foram utilizados para cultivar tripanossomas na ausência e presença de diferentes camadas de células de alimentação para avaliar e determinar a sua capacidade. As primeiras experiências sem suporte de fixação não deram resultados significativos; os tripanossomas foram vistos a fixarem-se ao substrato de plástico pelas pontas dos seus flagelos, o que indicava que a fixação era necessária para a sua multiplicação. Assim, foram efectuadas mais explorações de culturas com suporte de fixação. As células do baço do ratinho instalaram-se nas culturas em grupos de células soltas e estreitamente ligadas, com poucas células isoladas. Isto proporcionou um bom ambiente para a fixação, uma vez que se observaram muitos tripanossomas a aglomerarem-se nas células de uma forma circundante, activos com um estilo semelhante a um abanar das pontas dos seus flagelos. Os tripanossomas apareceram rodeando grupos de células estreitamente ligadas e um a dois tripanossomas ligados a células individuais. O mesmo foi observado com as células COS-7, no entanto, a maioria das células COS-7 já tinha crescido, formando uma camada única no fundo dos poços, com apenas algumas células individuais destacadas durante a lavagem. Observou-se que estas duas células de alimentação forneciam um bom suporte para a fixação dos tripanossomas, na melhor das hipóteses durante três dias, mas depois observou-se que se multiplicavam, espalhando-se gradualmente e cobrindo os poços em camadas múltiplas. Embora alguns tripanossomas que sobreviveram durante mais de três dias tenham sido observados em áreas com poucas células, não foi possível detetar se existem outros tripanossomas a sobreviver na multicamada de ambos os tipos de células. Não é claro se a expansão gradual e a formação de multicamadas destas células tiveram algum efeito na sobrevivência dos tripanossomas. Estas duas células de alimentação podem ser utilizadas para iniciar culturas, mas deve haver outro bom sistema que possa suportar as transferências para manutenção no prazo de três dias.

Nos poços riscados, observou-se que os tripanossomas preferiam o interior dos riscos e dos bordos, o que indica que necessitam de uma superfície rugosa para se fixarem. Após um dia, também se encontraram muitos a fixarem-se ao substrato de plástico que não está riscado pelas suas pontas de flagelos; isto foi o mesmo que se observou em culturas sem células de alimentação ou riscos. Isto explica que os tripanossomas encontrarão um sítio para se fixarem, mesmo que não haja apoiantes. A taxa de multiplicação e o aumento de tripanossomas foi quase o mesmo no espaço de 24 horas, mas a partir das 24 horas as culturas com suporte de fixação mantiveram muito bem a sua densidade. Neste estudo, os poços raspados mostraram uma capacidade de suporte tão boa como as células COS-7 e as células do baço do rato. A partir deste estudo, concluímos que a técnica de raspagem oferecerá um tipo de fixação mais fácil e barato se for estabelecido no laboratório um bom meio de cultura para suportar os tripanossomas.

Uma vez que os sistemas de cultura HMI-162 e HMI-163 não conseguiram propagar continuamente os tripanossomas de acordo com as expectativas, foi efectuado outro ensaio utilizando o meio TcBSF-3 (Coustou *et al.*, 2010) que foi desenvolvido para *T.congolense*. O meio TcBSF-3 (para a composição, consultar a tabela VIII) contém, para além de HMI, Hepes, glutamina, adenosina e lisado de hemácias, mas não contém cisteína. A ideia era que, uma vez que o HMI 162 e o HMI-163 foram desenvolvidos a partir do HMI-93, que foi previamente desenvolvido para o *T. congolense*, esperava-se que pudesse funcionar também para o *T. vivax*. Esperava-se que apresentasse diferenças significativas nos resultados devido aos seus suplementos adicionais. Também esperávamos obter algumas pistas sobre dois meios basais diferentes; DMEM e MEM, que são controversos na explicação de qual é o melhor para suportar culturas (Coustou *et al.*, 2010; Hirumi *et al.*, 1991). Neste estudo, verificámos que o meio TcBSF-3 suportou os tripanossomas, no máximo, durante três dias, tal como foi observado com o meio HMI. As diferenças entre o meio basal e os suplementos nos sistemas de cultura não mostraram qualquer diferença no suporte das culturas.

Quando o meio TcBSF-3 foi utilizado em culturas com células do baço do rato, células COS-7 e apenas com o meio sem suporte de fixação, as observações foram as mesmas que as já explicadas quando foram utilizados meios HMI. Com metilcelulose, na concentração de 1%, os tripanossomas não foram capazes de nadar no meio, pelo que a sua atividade diminuiu ao fim de um dia e, mais tarde, tornou-se lenta. Em concentrações de 0,5%, muito poucos tripanossomas conseguiram nadar. Em ambas as concentrações, os tripanossomas foram observados como se estivessem presos e não conseguiam nadar livremente como noutros meios. Esta espécie de tripanossomas é caracterizada por um movimento ativo através do campo, mas uma vez que a metilcelulose é espessa, diminui a sua atividade. Embora se tenha observado que a metilcelulose suporta o crescimento de *T. brucei* em culturas com 1,1% de metilcelulose (McCulloch *et al.*, 2004), nesta experiência verificou-se que impede o movimento e a atividade dos tripanossomas, tornando-os lentos, apesar de algumas culturas poderem sobreviver até 72 horas com menos tripanossomas.

De um modo geral, o aperfeiçoamento dos sistemas HMI-162, HMI-163 e os ensaios com TcBSF-3 no laboratório ITM não foram bem sucedidos. O presente estudo não produziu resultados comparáveis aos dos sistemas anteriormente descritos, uma vez que as culturas sobreviveram apenas durante três dias. No entanto, neste estudo apenas foram seguidos alguns parâmetros para cumprir os objectivos e o âmbito desta investigação. É prematuro condenar estes sistemas existentes pela sua praticabilidade, uma vez que é necessário mais tempo para avaliar parâmetros que não foram investigados no âmbito deste estudo. Isto indica que a normalização dos sistemas pode necessitar de muito tempo, tal como o trabalho para um novo sistema de cultura.

Capítulo 6

Recomendação

Recomendo uma investigação crítica mais aprofundada dos suplementos de meios para compreender as razões pelas quais as culturas utilizadas neste estudo não deram bons resultados. No entanto, o tempo atribuído a esta investigação foi curto e não o suficiente para efetuar uma avaliação crítica dos componentes dos sistemas de cultura que permitisse uma melhor decisão. A cultura in vitro requer tempo e paciência, uma vez que os sistemas de cultura disponíveis não funcionam como seria de esperar e a normalização é tão importante como trabalhar para um novo sistema de cultura.

Referências bibliográficas

Adams E. R., Hamilton P. B., Rodrigues A. C., Malele I. I., Delespaux V., Teixeira M. M. G. & Gibson W. C. 2010. Novos genótipos *de Trypanosoma* (Duttonella) *vivax* de moscas tsé-tsé na África Oriental. *Parasitologia* **137:** 641650.

Baker J. R. & Taylor A. E. R. 1978. Techniques and Media Commonly used for In Vitro Culture. In: *Methods of Cultivating Parasites in vitro*. Taylor AER, Baker JR, editores. Academic Press Inc, Londres,.1 - 15.

Baltz T., Baltz D., Giroud C. H. & Crockett J. 1985. Cultivo num meio semi-definido de formas infecciosas animais de *Trypanosoma brucei, T.equiperdum, T.evansi, T.rhodesience* e *T.gambiense*. *EMBO J* **4:** 1273-1277.

Bannai S. 1992. [Utilização de 2-mercaptoetanol em cultura de células]. *Hum Cell* **5:** 3, 292-297.

Batista J. S., Riet-Correa F., Teixeira M. M., Madruga C. R., Simões S. D. & Maia T. F. 2007. Tripanossomíase por *Trypanosoma vivax* em bovinos no semiárido brasileiro: Descrição de um surto e lesões no sistema nervoso. *Vet Parasitol* **143:** 2, 174-181.

Borowy N. K., Fink E. & Hirumi H. 1985. Trypanosoma brucei: cinco tripanocidas de uso comum testados in vitro com um sistema de camadas de alimentação de mamíferos para o cultivo de formas da corrente sanguínea. *Exp Parasitol* **60:** 3, 323-330.

Brun R., Hecker H. & Lun Z. 1998. *Trypanosoma evansi* e *T.equiperdum*: distribuição, biologia, tratamento e relações filogenéticas. *veterinary parasitology* **79:** 95-107.

Brun R. & Jenni L. 1985. Cultivo de tripanossomas africanos e sul-americanos de importância médica e veterinária. *Br Med Bull* **41:** 2, 122-129.

Brun R., Grootenhuis J. G., Kunz C. & Schonenberger M. 1984. Cultivo in vitro de formas de corrente sanguínea *de Trypanosoma* (T.) *brucei* utilizando linhas celulares e soros de Bovidae selvagens africanos. *J Parasitol* **70:** 5, 836-837.

Brun R., Jenni L., Schonenberger M. & Schell K. F. 1981. Cultivo in vitro de formas de corrente sanguínea de *Trypanosoma brucei, T. rhodesiense,* e *T. gambiense*. *J Protozool* **28:** 4, 470-479.

Brun R. & Moloo S. K. 1982. Cultivo in vitro de formas infecciosas para animais de um stock de *Trypanosoma vivax* da África Ocidental. *Ata Trop* **39:** 2, 135-141.

Brun R. & Schonenberger. 1979. Cultivo e clonagem in vitro ou formas de cultura procíclicas de *Trypanosoma brucei* num meio semi-definido. Comunicação breve. *Ata Trop* **36:** 3, 289-292.

Bursell E. 1970. Alimentação, digestão e excreção. In: *The African Trypanosomiases*.Mulligan HW, editor. George Allen and Unwin LTD, Londres,.305 - 316.

Cortez A. P., Ventura R. M., Rodrigues A. C., Batista J. S., Paiva F., Anez N., Machado R. Z., Gibson W. C. & Teixeira M. M. 2006. As relações taxonómicas e filogenéticas de *Trypanosoma vivax* da América do Sul e África. *Parasitologia* **133:** Pt 2, 159-169.

Coustou V., Guegan F., Plazolles N. & Baltz T. 2010. Ciclo de vida completo invitro de *Trypanosoma congolense*: Desenvolvimento de ferramentas genéticas. *PLoS Negl Trop Dis* **4:** 3, e618.

Desowitz R. S. 1954. Estudos sobre *Trypanosoma vivax*. X. A atividade de algumas fracções de sangue na facilitação da infeção no rato branco. *Anais de Medicina Tropical e Parasitologia* **48:** 2, 142-151.

Desowitz R. S. & Wells E. A. C. 1951. Estudos sobre *Trypanosoma vivax*. I. Suscetibilidade dos ratos brancos à infeção. *Annals of Tropical Medicine and Parasitology* **45:** 1-2, 207-219.

Duszenko M., Ferguson M. A., Lamont G. S., Rifkin M. R. & Cross G. A. 1985. A cisteína elimina a necessidade de células de alimentação para o cultivo de formas de corrente sanguínea *de Trypanosoma brucei* in vitro. *J Exp Med* **162:** 4, 12561263.

Evans D. A. & Brown R. C. 1972. The utilization of Glucose and Proline by culture forms of *Trypanosoma brucei. J Protozool* **19:** 4, 686-690.

Fish W. R., Nelson R. T. & Hirumi H. 1987. Adesão celular em *Trypanosoma*: estudos in vitro da interação de *Trypanosoma vivax* com corantes orgânicos imobilizados. *J Protozool* **34:** 457-464.

Gardiner P. R. & Mahmoud M. M. 1992. Tripanossomas salivares que causam doenças em animais fora da África subsaariana. In: *Parasitic Protozoa.*Krejer JP, Baker JR, editores. Academic Press Inc, Londres,.277 - 313.

GardinerP.R. 1989. Estudos recentes sobre a biologia do *Trypanosoma vivax. Adv Parasitol* **28:** 229-317.

Gathuo H. K. W., Nantulya V. M. & Gardiner P. R. 1987. *Trypanosoma vivax:* Adaptação de duas populações da África Oriental a roedores de laboratório. *J Protozool* **34:** 48-53.

Gluzman Y. 1981. As células Simian transformadas em SV40 suportam a replicação de mutantes SV40 iniciais. *Célula* **23:** 1, 175-182.

Gow A. G., Smpson J. W. & Pkozzi K. 2007. Primeira notificação de tripanossomíase africana canina no Reino Unido. *Journal of Small Animal practice* **48:** 658-661.

Gray M. A., Hirumi H. & Gardiner P. R. 1987. Tripanassoma salivar: formas de insectos. In: *Invitro Methods for parasite cultivation.*Taylor A.E.R, Baker J.R, editores. Academic Press, Nova Iorque,.118 - 152.

Gray M. A., Ross C. A., Taylor A. M. & Luckins A. G. 1984. Cultivo in vitro de *Trypanosoma congolense:* a produção de tripanossomas metacíclicos infecciosos em culturas iniciadas a partir de stocks clonados. *Ata Trop* **41:** 4, 343-353.

Gray M. A., Ross C. A., Taylor A. M., Tetley L. & Luckins A. G. 1985. Cultivo in vitro de *Trypanosoma congolense*: a produção de formas infecciosas a partir de tripanossomas metacíclicos cultivados em monocamadas de células endoteliais bovinas. *Ata Trop* **42:** 2, 99-111.

Gumm I. D. 1991. Cultivo axénico de formas de inseto de *Trypanosoma* (Duttonella) *vivax* e desenvolvimento até à fase metacíclica infecciosa. *J Protozool* **38:** 3, 163-171.

Herbert W. J. & Lumsden W. H. R. 1976. *Trypanosoma brucei*: A Rapid "Matching" Method for Estimating the Host's Parasitemia. *Experimental Parasitology* **40:** 427-431.

Hesse F., Selzer P. M., Muhlstadt K. & Duszenko M. 1995. Uma nova técnica de cultivo para a manutenção a longo prazo de tripanossomas da corrente sanguínea in vitro. *Mol Biochem Parasitol* **70:** 1-2, 157-166.

Hill G. C. & Hirumi H. 1983. Tripanossomas africanos. In: *Invitro cultivation of protozoan parasites.*Jensen J.B, editor. CRC Press Inc., Flórida, EUA,.193 - 219.

Hirumi H. 1979. Cultivo de tripanossomas salivares: Aplicação a estudos *in vitro* de tripanossomíases africanas. In: *Practical Tissue Culture Applications.* Maramorosch K, Hirumi H, editores. Academic Press Inc, Londres,.309 - 329.

Hirumi H., Doyle J. J. & Hirumi K. 1977a. Tripanossomas africanos: Cultivo in vitro de *Trypanosoma brucei* infecioso para animais. *Ciência* **196:** 992-994.

Hirumi H. & Hirumi K. 1984. Cultivo contínuo de formas de corrente sanguínea infecciosas para animais de um stock de *Trypanosoma congolense* da África Oriental. *Ann Trop Med Parasitol* **78:** 3, 327-330.

Hirumi H., Hirumi K., Moloo S. K. & Shaw M. K. 1991. Cultivo in vitro de tripomastigotas da corrente sanguínea de *Trypanosoma vivax* sem camadas de células alimentadoras. *J Protozool Res* **1:** 1-12.

Hirumi H., Doyle J. J. & Hirumi K. 1977b. Tripanossomas africanos: cultivo in vitro de *Trypanosoma brucei* infecioso para animais. *Science* **196:** 4293, 992-994.

Hirumi H. & Hirumi K. 1989. Cultivo contínuo de formas de corrente sanguínea *de Trypanosoma brucei* num meio contendo uma baixa concentração de proteínas séricas sem camadas de células de alimentação. *J Parasitol* **75:** 6, 985-989.

Hirumi H. & Hirumi K. 1991. Cultivo in vitro de formas de corrente sanguínea *de Trypanosoma congolense* na ausência de camadas de células de alimentação. *Parasitologia* **102 Pt 2:** 225-236.

Hirumi H., Hirumi K., Nelson R. T. & Bwayo J. J. 1980. Situação atual do cultivo invitro de tripanossomas africanos infecciosos para animais. In: *The invitro cultivation of the pathogens of tropical diseases*. Shwabe & Co. AG, Basileia,.165 - 200.

Hoarse C. A. 1970. Os tripanossomas de mamíferos de África. In: *The African Trypanosomiases*.Mulligan HW, editor. George Allen and Unwin LTD, Londres,.3 - 59.

Hoarse C. A. 1972. As Salivárias. In: *The Trypanosomes of Mammals: A zoological Monograph*. Blackwell Scientific Publications Oxford and Edinburgh,.401 - 429.

Homsey J. J., Granger B. & Krassner S. M. 1989. Alguns factores que induzem a formação de estádios metacíclicos de *Trypanosoma cruzi*. *J Protozool* **36:** 150-153.

Idowu O. A., Idowu A. B., Mafiana C. F. & Sam-wobo S. O. 2009. Cultivo e multiplicação de *Trypanosoma vivax* axénico viável in vitro e in vivo. *Revista Africana de Biotecnologia* **8:** 17, 4179-4182.

Ishii T. & Bannai S. 1985. A ação sinérgica do quelante de cobre bathocuproine sulphonate e da cisteína no aumento do crescimento de células L1210 in vitro. *J Cell Physiol* **125:** 151-155.

Isoun M. J. & Isoun T. T. 1974a. O efeito de meios tamponados com HEPES na cultura in vitro de *Trypanosoma vivax* e *T. brucei. Tropenmed Parasitol* **25:** 3, 283-287.

Isoun T. T. & Isoun M. J. 1974b. Cultivo in vitro de *Trypanosoma vivax* isolado de bovinos. *Nature* **251:** 5475, 513-514.

Jones T. W. & Davila A. M. 2001. *Trypanosoma vivax* - fora de África. *Trends Parasitol* **17:** 99-101.

Kabayo J.P. 2002. A intenção de eliminar a tsé-tsé de África. *Tendências em Parasitologia* **18:** 11, 473-475.

Kaminsky R., Beaudoin E. & Cunningham I. 1988. Cultivo das fases do ciclo de vida de *Trypanosoma brucei* sspp. *Ata Trop* **45:** 1, 33-43.

Krassner S. M. & lory B. 1972. Proline metabolism in *Leishmania donovani* promastigotes. *J Protozool* **19:** 4, 682-685.

Le Page R. W. 1967. Cultivo a curto prazo de *Trypanosoma brucei* in vitro a 37 graus C. *Nature* **216:** 5120, 1141-1142.

Losos G. J. & Ikede B. O. 1972. Revisão da patologia de doenças em animais domésticos e de laboratório causadas por *Trypanosoma congolense, T.vivax, T.brucei, T.rhodesiense e T.gambiense. Vet Path* **9:** suppl., 1-71.

Mattoli R. C., Feldman U., Hendrickx G., Wint W., Jannin J. & Slingenbergh J. 2004. Tsetse and Trypanosomiasis intervention policies supporting sustainable animal-agricultural development. *Food, Agriculture & Environment* **2:** 2, 310-314.

McCulloch R., Vassella E., Burton P., Boshart M. & Barry J. 2004. Transformação de *Trypanosoma brucei* monomórfico e pleomórfico. In: *Métodos em Biologia Molecular, Recombinação Genética: Reviews and Protocols*. Waldman A, editor. Humana Press Inc., Totowa, NJ,.53 - 86.

Moloo S. K., Gettinby G., Olubayo R. O., Kabata J. M. & Okumu I. O. 1993. A comparison of African buffalo, N'Dama and Boran cattle as reservoirs of *Trypanosoma vivax* for different Glossina species. *Parasitology* **I06:** 277-282.

Novy F.G & MacNeal W.J. 1903. O cultivo de *Trypanosoma brucei*. Uma nota preliminar. *Journal of the Ammerican Medical Association* **41:** 1266-1268.

Osorio A. L., Madruga C. R., Desquesnes M., Soares C. O., Ribeiro L. R. & Costa S. C. 2008. *Trypanosoma* (Duttonella) *vivax*: sua biologia, epidemiologia, patogenia e introdução no Novo Mundo - uma revisão. *Mem Inst Oswaldo Cruz* **103:** 1, 1-13.

Rodrigues A. C., Neves L., Garcia H. A., Viola L. B., Marcili A., Da Silva F. M., Sigauque I., Batista J. S., Paiva F. & Teixeira M. M. 2008. A análise filogenética de *Trypanosoma vivax* suporta a separação de isolados da América do Sul/África Ocidental e da África Oriental e um novo genótipo *semelhante a T. vivax* que infecta um antílope nyala de Moçambique. *Parasitologia* **135:** 11, 1317-1328.

Ross C. A. 1987. *Trypanosoma congolense*: diferenciação para tripanossomas metacíclicos em cultura, dependendo da concentração de glutamina ou prolina. *Ata trop (Basileia)* **44:** 293-301.

Seidl A., Davila A. M. & Silva R. A. 1999. Estimativa do impacto financeiro do *Trypanosoma vivax* no Pantanal brasileiro e na planície boliviana. *Memorias do Instituto Oswaldo Cruz* **94:** 2, 269-272.

Srivastava H. K. & Bowman I. B. R. 1971. Adaptação no metabolismo oxidativo do *Trypanosoma rhodesiense* durante a transformação em cultura. *Comparative Biochemistry and Physiology Part B: Biochemistry and Molecular Biology* **40:** 4, 973-981.

Stevens J. R. & Brisse S. 2004. Systematics of Trypanosomes of Medical and Veterinary Importance. In: *The Trypanosomiases*.Maudlin I, Holmes PH, Miles MA, editores. CABI Publishing, Reino Unido,.1 - 23.

Stiles J. K., Wallbanks K. R. & Molyneux D. H. 1990. Metaciclogénese de *Trypanosoma vivax* in vitro: fixação em gel de quitosano. *Ann Trop Med Parasitol* **84:** 197-200.

Tanner M., Brun R. & Jenni L. 1979. O piruvato como fator de apoio à sobrevivência de formas de corrente sanguínea de *Trypanosoma brucei* estirpe 427 in vitro. In: *The in vitro Cultivation of Pathogens of Tropical Diseases (O cultivo in vitro de agentes patogénicos de doenças tropicais*). Shwabe & Co.AG, Basileia,.211 - 212.

Touratier L. 1993. Relatório da décima terceira reunião do grupo ad hoc do OIE sobre tripanossomíases animais não transmitidas pela tsé-tsé. *Rev Sci Tech* **12:** 1, 237-272.

Trager W. 1975. Sobre o cultivo de *Trypanosoma vivax:* uma história de duas visitas na Nigéria. *J Parasitol* **61:** 1, 3-11.

Trager W. 1978. Cultivo de parasitas in vitro. *Am J Trop Med Hyg* **27:** 2 Pt 1, 216-222.

Wallbanks K. R., Molyneux D. H. & Dirie M. F. 1989. Derivados de quitina como novos substratos para a fixação invitro de *Trypanosoma brucei brucei. Ata tropica* **46:** 1, 63-68.

Yabu Y., Takayanagi T. & Sato S. 1989. Sistema de cultura e clonagem a longo prazo para formas da corrente sanguínea *de Trypanosoma brucei gambiense* em meio semi-definido in vitro. *Parasitol Res* **76:** 2, 93-97.

Zweygarth E., Gray M. A. & Kaminsky R. 1991. Cultivo axénico in vitro de formas tripomastigotas de *Trypanosoma vivax. Trop Med Parasitol* **42:** 1, 45-48.

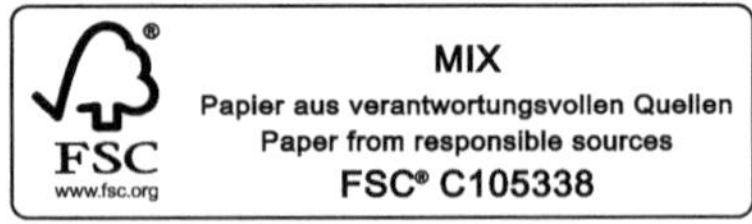

Printed by Books on Demand GmbH, Norderstedt / Germany